Belongs to:

If found contact:

# Week of:______

| Day | Breakfast | | Lunch | | Dinner | | Bedtime |
| --- | --- | --- | --- | --- | --- | --- | --- |
| | Before | After | Before | After | Before | After | Before |
| Monday | | | | | | | |
| Note: | | | | | | | |
| Tuesday | Before | After | Before | After | Before | After | Before |
| | | | | | | | |
| Wednesday | Before | After | Before | After | Before | After | Before |
| | | | | | | | |
| Thursday | Before | After | Before | After | Before | After | Before |
| | | | | | | | |
| Friday | Before | After | Before | After | Before | After | Before |
| | | | | | | | |
| Saturday | Before | After | Before | After | Before | After | Before |
| | | | | | | | |
| Sunday | Before | After | Before | After | Before | After | Before |
| | | | | | | | |

# Week of:______

| Day | Breakfast | | Lunch | | Dinner | | Bedtime |
| --- | --- | --- | --- | --- | --- | --- | --- |
| | Before | After | Before | After | Before | After | Before |
| **Monday** | | | | | | | |
| Note: | | | | | | | |
| | Before | After | Before | After | Before | After | Before |
| **Tuesday** | | | | | | | |
| | Before | After | Before | After | Before | After | Before |
| **Wednesday** | | | | | | | |
| | Before | After | Before | After | Before | After | Before |
| **Thursday** | | | | | | | |
| | Before | After | Before | After | Before | After | Before |
| **Friday** | | | | | | | |
| | Before | After | Before | After | Before | After | Before |
| **Saturday** | | | | | | | |
| | Before | After | Before | After | Before | After | Before |
| **Sunday** | | | | | | | |

# Week of:______

| Day | Breakfast | | Lunch | | Dinner | | Bedtime |
|---|---|---|---|---|---|---|---|
| | Before | After | Before | After | Before | After | Before |
| **Monday** | | | | | | | |
| Note: | | | | | | | |
| **Tuesday** | Before | After | Before | After | Before | After | Before |
| | | | | | | | |
| **Wednesday** | Before | After | Before | After | Before | After | Before |
| | | | | | | | |
| **Thursday** | Before | After | Before | After | Before | After | Before |
| | | | | | | | |
| **Friday** | Before | After | Before | After | Before | After | Before |
| | | | | | | | |
| **Saturday** | Before | After | Before | After | Before | After | Before |
| | | | | | | | |
| **Sunday** | Before | After | Before | After | Before | After | Before |
| | | | | | | | |

# Week of:_______

| Day | Breakfast | | Lunch | | Dinner | | Bedtime |
|---|---|---|---|---|---|---|---|
| | Before | After | Before | After | Before | After | Before |
| **Monday** | | | | | | | |
| | Note: | | | | | | |
| **Tuesday** | Before | After | Before | After | Before | After | Before |
| | | | | | | | |
| **Wednesday** | Before | After | Before | After | Before | After | Before |
| | | | | | | | |
| **Thursday** | Before | After | Before | After | Before | After | Before |
| | | | | | | | |
| **Friday** | Before | After | Before | After | Before | After | Before |
| | | | | | | | |
| **Saturday** | Before | After | Before | After | Before | After | Before |
| | | | | | | | |
| **Sunday** | Before | After | Before | After | Before | After | Before |
| | | | | | | | |

# Week of:______

| Day | Breakfast | | Lunch | | Dinner | | Bedtime |
|---|---|---|---|---|---|---|---|
| | Before | After | Before | After | Before | After | Before |
| **Monday** | | | | | | | |
| Note: | | | | | | | |
| **Tuesday** | Before | After | Before | After | Before | After | Before |
| | | | | | | | |
| **Wednesday** | Before | After | Before | After | Before | After | Before |
| | | | | | | | |
| **Thursday** | Before | After | Before | After | Before | After | Before |
| | | | | | | | |
| **Friday** | Before | After | Before | After | Before | After | Before |
| | | | | | | | |
| **Saturday** | Before | After | Before | After | Before | After | Before |
| | | | | | | | |
| **Sunday** | Before | After | Before | After | Before | After | Before |
| | | | | | | | |

# Week of:______

| Day | Breakfast | | Lunch | | Dinner | | Bedtime |
| --- | --- | --- | --- | --- | --- | --- | --- |
| | Before | After | Before | After | Before | After | Before |
| **Monday** | | | | | | | |
| | Note: | | | | | | |
| | Before | After | Before | After | Before | After | Before |
| **Tuesday** | | | | | | | |
| | Before | After | Before | After | Before | After | Before |
| **Wednesday** | | | | | | | |
| | Before | After | Before | After | Before | After | Before |
| **Thursday** | | | | | | | |
| | Before | After | Before | After | Before | After | Before |
| **Friday** | | | | | | | |
| | Before | After | Before | After | Before | After | Before |
| **Saturday** | | | | | | | |
| | Before | After | Before | After | Before | After | Before |
| **Sunday** | | | | | | | |

# Week of:_______

| Day | Breakfast | | Lunch | | Dinner | | Bedtime |
|---|---|---|---|---|---|---|---|
| | Before | After | Before | After | Before | After | Before |
| **Monday** | | | | | | | |
| Note: | | | | | | | |
| **Tuesday** | Before | After | Before | After | Before | After | Before |
| | | | | | | | |
| **Wednesday** | Before | After | Before | After | Before | After | Before |
| | | | | | | | |
| **Thursday** | Before | After | Before | After | Before | After | Before |
| | | | | | | | |
| **Friday** | Before | After | Before | After | Before | After | Before |
| | | | | | | | |
| **Saturday** | Before | After | Before | After | Before | After | Before |
| | | | | | | | |
| **Sunday** | Before | After | Before | After | Before | After | Before |
| | | | | | | | |

# Week of:_______

| Day | Breakfast | | Lunch | | Dinner | | Bedtime |
|---|---|---|---|---|---|---|---|
| | Before | After | Before | After | Before | After | Before |
| **Monday** | | | | | | | |
| | Note: | | | | | | |
| | Before | After | Before | After | Before | After | Before |
| **Tuesday** | | | | | | | |
| | Before | After | Before | After | Before | After | Before |
| **Wednesday** | | | | | | | |
| | Before | After | Before | After | Before | After | Before |
| **Thursday** | | | | | | | |
| | Before | After | Before | After | Before | After | Before |
| **Friday** | | | | | | | |
| | Before | After | Before | After | Before | After | Before |
| **Saturday** | | | | | | | |
| | Before | After | Before | After | Before | After | Before |
| **Sunday** | | | | | | | |

# Week of:_______

| Day | Breakfast | | Lunch | | Dinner | | Bedtime |
|---|---|---|---|---|---|---|---|
| | Before | After | Before | After | Before | After | Before |
| **Monday** | | | | | | | |
| | Note: | | | | | | |
| | Before | After | Before | After | Before | After | Before |
| **Tuesday** | | | | | | | |
| | | | | | | | |
| | Before | After | Before | After | Before | After | Before |
| **Wednesday** | | | | | | | |
| | | | | | | | |
| | Before | After | Before | After | Before | After | Before |
| **Thursday** | | | | | | | |
| | | | | | | | |
| | Before | After | Before | After | Before | After | Before |
| **Friday** | | | | | | | |
| | | | | | | | |
| | Before | After | Before | After | Before | After | Before |
| **Saturday** | | | | | | | |
| | | | | | | | |
| | Before | After | Before | After | Before | After | Before |
| **Sunday** | | | | | | | |
| | | | | | | | |

# Week of:______

| Day | Breakfast | | Lunch | | Dinner | | Bedtime |
|---|---|---|---|---|---|---|---|
| | Before | After | Before | After | Before | After | Before |
| **Monday** | | | | | | | |
| | Note: | | | | | | |
| **Tuesday** | Before | After | Before | After | Before | After | Before |
| | | | | | | | |
| **Wednesday** | Before | After | Before | After | Before | After | Before |
| | | | | | | | |
| **Thursday** | Before | After | Before | After | Before | After | Before |
| | | | | | | | |
| **Friday** | Before | After | Before | After | Before | After | Before |
| | | | | | | | |
| **Saturday** | Before | After | Before | After | Before | After | Before |
| | | | | | | | |
| **Sunday** | Before | After | Before | After | Before | After | Before |
| | | | | | | | |

# Week of:______

| Day | Breakfast | | Lunch | | Dinner | | Bedtime |
|---|---|---|---|---|---|---|---|
| | Before | After | Before | After | Before | After | Before |
| Monday | | | | | | | |
| Note: | | | | | | | |
| Tuesday | Before | After | Before | After | Before | After | Before |
| | | | | | | | |
| Wednesday | Before | After | Before | After | Before | After | Before |
| | | | | | | | |
| Thursday | Before | After | Before | After | Before | After | Before |
| | | | | | | | |
| Friday | Before | After | Before | After | Before | After | Before |
| | | | | | | | |
| Saturday | Before | After | Before | After | Before | After | Before |
| | | | | | | | |
| Sunday | Before | After | Before | After | Before | After | Before |
| | | | | | | | |

# Week of:______

| Day | Breakfast | | Lunch | | Dinner | | Bedtime |
|---|---|---|---|---|---|---|---|
| | Before | After | Before | After | Before | After | Before |
| **Monday** | | | | | | | |
| | Note: | | | | | | |
| | Before | After | Before | After | Before | After | Before |
| **Tuesday** | | | | | | | |
| | Before | After | Before | After | Before | After | Before |
| **Wednesday** | | | | | | | |
| | Before | After | Before | After | Before | After | Before |
| **Thursday** | | | | | | | |
| | Before | After | Before | After | Before | After | Before |
| **Friday** | | | | | | | |
| | Before | After | Before | After | Before | After | Before |
| **Saturday** | | | | | | | |
| | Before | After | Before | After | Before | After | Before |
| **Sunday** | | | | | | | |

# Week of:______

| Day | Breakfast | | Lunch | | Dinner | | Bedtime |
|---|---|---|---|---|---|---|---|
| | Before | After | Before | After | Before | After | Before |
| **Monday** | | | | | | | |
| Note: | | | | | | | |
| | Before | After | Before | After | Before | After | Before |
| **Tuesday** | | | | | | | |
| | Before | After | Before | After | Before | After | Before |
| **Wednesday** | | | | | | | |
| | Before | After | Before | After | Before | After | Before |
| **Thursday** | | | | | | | |
| | Before | After | Before | After | Before | After | Before |
| **Friday** | | | | | | | |
| | Before | After | Before | After | Before | After | Before |
| **Saturday** | | | | | | | |
| | Before | After | Before | After | Before | After | Before |
| **Sunday** | | | | | | | |

# Week of:______

| Day | Breakfast | | Lunch | | Dinner | | Bedtime |
| --- | --- | --- | --- | --- | --- | --- | --- |
| | Before | After | Before | After | Before | After | Before |
| **Monday** | | | | | | | |
| Note: | | | | | | | |
| **Tuesday** | Before | After | Before | After | Before | After | Before |
| | | | | | | | |
| **Wednesday** | Before | After | Before | After | Before | After | Before |
| | | | | | | | |
| **Thursday** | Before | After | Before | After | Before | After | Before |
| | | | | | | | |
| **Friday** | Before | After | Before | After | Before | After | Before |
| | | | | | | | |
| **Saturday** | Before | After | Before | After | Before | After | Before |
| | | | | | | | |
| **Sunday** | Before | After | Before | After | Before | After | Before |
| | | | | | | | |

# Week of:______

| Day | Breakfast | | Lunch | | Dinner | | Bedtime |
|---|---|---|---|---|---|---|---|
| | Before | After | Before | After | Before | After | Before |
| **Monday** | | | | | | | |
| Note: | | | | | | | |
| **Tuesday** | Before | After | Before | After | Before | After | Before |
| | | | | | | | |
| **Wednesday** | Before | After | Before | After | Before | After | Before |
| | | | | | | | |
| **Thursday** | Before | After | Before | After | Before | After | Before |
| | | | | | | | |
| **Friday** | Before | After | Before | After | Before | After | Before |
| | | | | | | | |
| **Saturday** | Before | After | Before | After | Before | After | Before |
| | | | | | | | |
| **Sunday** | Before | After | Before | After | Before | After | Before |
| | | | | | | | |

# Week of:_______

| Day | Breakfast | | Lunch | | Dinner | | Bedtime |
|---|---|---|---|---|---|---|---|
| | Before | After | Before | After | Before | After | Before |
| **Monday** | | | | | | | |
| | Note: | | | | | | |
| **Tuesday** | Before | After | Before | After | Before | After | Before |
| | | | | | | | |
| **Wednesday** | Before | After | Before | After | Before | After | Before |
| | | | | | | | |
| **Thursday** | Before | After | Before | After | Before | After | Before |
| | | | | | | | |
| **Friday** | Before | After | Before | After | Before | After | Before |
| | | | | | | | |
| **Saturday** | Before | After | Before | After | Before | After | Before |
| | | | | | | | |
| **Sunday** | Before | After | Before | After | Before | After | Before |
| | | | | | | | |

# Week of:______

| Day | Breakfast | | Lunch | | Dinner | | Bedtime |
|---|---|---|---|---|---|---|---|
| | Before | After | Before | After | Before | After | Before |
| **Monday** | | | | | | | |
| | Note: | | | | | | |
| | Before | After | Before | After | Before | After | Before |
| **Tuesday** | | | | | | | |
| | Before | After | Before | After | Before | After | Before |
| **Wednesday** | | | | | | | |
| | Before | After | Before | After | Before | After | Before |
| **Thursday** | | | | | | | |
| | Before | After | Before | After | Before | After | Before |
| **Friday** | | | | | | | |
| | Before | After | Before | After | Before | After | Before |
| **Saturday** | | | | | | | |
| | Before | After | Before | After | Before | After | Before |
| **Sunday** | | | | | | | |

# Week of:______

| Day | Breakfast | | Lunch | | Dinner | | Bedtime |
|---|---|---|---|---|---|---|---|
| | Before | After | Before | After | Before | After | Before |
| **Monday** | | | | | | | |
| Note: | | | | | | | |
| **Tuesday** | Before | After | Before | After | Before | After | Before |
| | | | | | | | |
| **Wednesday** | Before | After | Before | After | Before | After | Before |
| | | | | | | | |
| **Thursday** | Before | After | Before | After | Before | After | Before |
| | | | | | | | |
| **Friday** | Before | After | Before | After | Before | After | Before |
| | | | | | | | |
| **Saturday** | Before | After | Before | After | Before | After | Before |
| | | | | | | | |
| **Sunday** | Before | After | Before | After | Before | After | Before |
| | | | | | | | |

# Week of:______

| Day | Breakfast | | Lunch | | Dinner | | Bedtime |
|---|---|---|---|---|---|---|---|
| | Before | After | Before | After | Before | After | Before |
| **Monday** | | | | | | | |
| | Note: | | | | | | |
| **Tuesday** | Before | After | Before | After | Before | After | Before |
| | | | | | | | |
| **Wednesday** | Before | After | Before | After | Before | After | Before |
| | | | | | | | |
| **Thursday** | Before | After | Before | After | Before | After | Before |
| | | | | | | | |
| **Friday** | Before | After | Before | After | Before | After | Before |
| | | | | | | | |
| **Saturday** | Before | After | Before | After | Before | After | Before |
| | | | | | | | |
| **Sunday** | Before | After | Before | After | Before | After | Before |
| | | | | | | | |

# Week of:_______

| Day | Breakfast | | Lunch | | Dinner | | Bedtime |
|---|---|---|---|---|---|---|---|
| **Monday** | Before | After | Before | After | Before | After | Before |
| | | | | | | | |
| | Note: | | | | | | |
| **Tuesday** | Before | After | Before | After | Before | After | Before |
| | | | | | | | |
| **Wednesday** | Before | After | Before | After | Before | After | Before |
| | | | | | | | |
| **Thursday** | Before | After | Before | After | Before | After | Before |
| | | | | | | | |
| **Friday** | Before | After | Before | After | Before | After | Before |
| | | | | | | | |
| **Saturday** | Before | After | Before | After | Before | After | Before |
| | | | | | | | |
| **Sunday** | Before | After | Before | After | Before | After | Before |
| | | | | | | | |

# Week of:______

| Day | Breakfast | | Lunch | | Dinner | | Bedtime |
|---|---|---|---|---|---|---|---|
| | Before | After | Before | After | Before | After | Before |
| **Monday** | | | | | | | |
| Note: | | | | | | | |
| | Before | After | Before | After | Before | After | Before |
| **Tuesday** | | | | | | | |
| | Before | After | Before | After | Before | After | Before |
| **Wednesday** | | | | | | | |
| | Before | After | Before | After | Before | After | Before |
| **Thursday** | | | | | | | |
| | Before | After | Before | After | Before | After | Before |
| **Friday** | | | | | | | |
| | Before | After | Before | After | Before | After | Before |
| **Saturday** | | | | | | | |
| | Before | After | Before | After | Before | After | Before |
| **Sunday** | | | | | | | |

# Week of:______

| Day | Breakfast | | Lunch | | Dinner | | Bedtime |
|---|---|---|---|---|---|---|---|
| | Before | After | Before | After | Before | After | Before |
| **Monday** | | | | | | | |
| | Note: | | | | | | |
| | Before | After | Before | After | Before | After | Before |
| **Tuesday** | | | | | | | |
| | Before | After | Before | After | Before | After | Before |
| **Wednesday** | | | | | | | |
| | Before | After | Before | After | Before | After | Before |
| **Thursday** | | | | | | | |
| | Before | After | Before | After | Before | After | Before |
| **Friday** | | | | | | | |
| | Before | After | Before | After | Before | After | Before |
| **Saturday** | | | | | | | |
| | Before | After | Before | After | Before | After | Before |
| **Sunday** | | | | | | | |

# Week of:______

| Day | Breakfast | | Lunch | | Dinner | | Bedtime |
|---|---|---|---|---|---|---|---|
| | Before | After | Before | After | Before | After | Before |
| **Monday** | | | | | | | |
| Note: | | | | | | | |
| **Tuesday** | Before | After | Before | After | Before | After | Before |
| | | | | | | | |
| **Wednesday** | Before | After | Before | After | Before | After | Before |
| | | | | | | | |
| **Thursday** | Before | After | Before | After | Before | After | Before |
| | | | | | | | |
| **Friday** | Before | After | Before | After | Before | After | Before |
| | | | | | | | |
| **Saturday** | Before | After | Before | After | Before | After | Before |
| | | | | | | | |
| **Sunday** | Before | After | Before | After | Before | After | Before |
| | | | | | | | |

# Week of:______

| Day | Breakfast | | Lunch | | Dinner | | Bedtime |
|---|---|---|---|---|---|---|---|
| | Before | After | Before | After | Before | After | Before |
| **Monday** | | | | | | | |
| Note: | | | | | | | |
| | Before | After | Before | After | Before | After | Before |
| **Tuesday** | | | | | | | |
| | Before | After | Before | After | Before | After | Before |
| **Wednesday** | | | | | | | |
| | Before | After | Before | After | Before | After | Before |
| **Thursday** | | | | | | | |
| | Before | After | Before | After | Before | After | Before |
| **Friday** | | | | | | | |
| | Before | After | Before | After | Before | After | Before |
| **Saturday** | | | | | | | |
| | Before | After | Before | After | Before | After | Before |
| **Sunday** | | | | | | | |

# Week of:_______

| Day | Breakfast | | Lunch | | Dinner | | Bedtime |
|---|---|---|---|---|---|---|---|
| | Before | After | Before | After | Before | After | Before |
| **Monday** | | | | | | | |
| | Note: | | | | | | |
| **Tuesday** | Before | After | Before | After | Before | After | Before |
| | | | | | | | |
| **Wednesday** | Before | After | Before | After | Before | After | Before |
| | | | | | | | |
| **Thursday** | Before | After | Before | After | Before | After | Before |
| | | | | | | | |
| **Friday** | Before | After | Before | After | Before | After | Before |
| | | | | | | | |
| **Saturday** | Before | After | Before | After | Before | After | Before |
| | | | | | | | |
| **Sunday** | Before | After | Before | After | Before | After | Before |
| | | | | | | | |

# Week of:_______

| Day | Breakfast | | Lunch | | Dinner | | Bedtime |
|---|---|---|---|---|---|---|---|
| | Before | After | Before | After | Before | After | Before |
| **Monday** | | | | | | | |
| | Note: | | | | | | |
| **Tuesday** | Before | After | Before | After | Before | After | Before |
| | | | | | | | |
| **Wednesday** | Before | After | Before | After | Before | After | Before |
| | | | | | | | |
| **Thursday** | Before | After | Before | After | Before | After | Before |
| | | | | | | | |
| **Friday** | Before | After | Before | After | Before | After | Before |
| | | | | | | | |
| **Saturday** | Before | After | Before | After | Before | After | Before |
| | | | | | | | |
| **Sunday** | Before | After | Before | After | Before | After | Before |
| | | | | | | | |

# Week of:______

| Day | Breakfast | | Lunch | | Dinner | | Bedtime |
| --- | --- | --- | --- | --- | --- | --- | --- |
| | Before | After | Before | After | Before | After | Before |
| **Monday** | | | | | | | |
| | Note: | | | | | | |
| **Tuesday** | Before | After | Before | After | Before | After | Before |
| | | | | | | | |
| **Wednesday** | Before | After | Before | After | Before | After | Before |
| | | | | | | | |
| **Thursday** | Before | After | Before | After | Before | After | Before |
| | | | | | | | |
| **Friday** | Before | After | Before | After | Before | After | Before |
| | | | | | | | |
| **Saturday** | Before | After | Before | After | Before | After | Before |
| | | | | | | | |
| **Sunday** | Before | After | Before | After | Before | After | Before |
| | | | | | | | |

# Week of:______

| Day | Breakfast | | Lunch | | Dinner | | Bedtime |
|---|---|---|---|---|---|---|---|
| | Before | After | Before | After | Before | After | Before |
| **Monday** | | | | | | | |
| | Note: | | | | | | |
| | Before | After | Before | After | Before | After | Before |
| **Tuesday** | | | | | | | |
| | Before | After | Before | After | Before | After | Before |
| **Wednesday** | | | | | | | |
| | Before | After | Before | After | Before | After | Before |
| **Thursday** | | | | | | | |
| | Before | After | Before | After | Before | After | Before |
| **Friday** | | | | | | | |
| | Before | After | Before | After | Before | After | Before |
| **Saturday** | | | | | | | |
| | Before | After | Before | After | Before | After | Before |
| **Sunday** | | | | | | | |

# Week of:______

| Day | Breakfast | | Lunch | | Dinner | | Bedtime |
|---|---|---|---|---|---|---|---|
| | Before | After | Before | After | Before | After | Before |
| **Monday** | | | | | | | |
| Note: | | | | | | | |
| | Before | After | Before | After | Before | After | Before |
| **Tuesday** | | | | | | | |
| | | | | | | | |
| | Before | After | Before | After | Before | After | Before |
| **Wednesday** | | | | | | | |
| | | | | | | | |
| | Before | After | Before | After | Before | After | Before |
| **Thursday** | | | | | | | |
| | | | | | | | |
| | Before | After | Before | After | Before | After | Before |
| **Friday** | | | | | | | |
| | | | | | | | |
| | Before | After | Before | After | Before | After | Before |
| **Saturday** | | | | | | | |
| | | | | | | | |
| | Before | After | Before | After | Before | After | Before |
| **Sunday** | | | | | | | |
| | | | | | | | |

# Week of:______

| Day | Breakfast | | Lunch | | Dinner | | Bedtime |
|---|---|---|---|---|---|---|---|
| | Before | After | Before | After | Before | After | Before |
| **Monday** | | | | | | | |
| | Note: | | | | | | |
| | Before | After | Before | After | Before | After | Before |
| **Tuesday** | | | | | | | |
| | Before | After | Before | After | Before | After | Before |
| **Wednesday** | | | | | | | |
| | Before | After | Before | After | Before | After | Before |
| **Thursday** | | | | | | | |
| | Before | After | Before | After | Before | After | Before |
| **Friday** | | | | | | | |
| | Before | After | Before | After | Before | After | Before |
| **Saturday** | | | | | | | |
| | Before | After | Before | After | Before | After | Before |
| **Sunday** | | | | | | | |

# Week of:______

| Day | Breakfast | | Lunch | | Dinner | | Bedtime |
|---|---|---|---|---|---|---|---|
| | Before | After | Before | After | Before | After | Before |
| **Monday** | | | | | | | |
| Note: | | | | | | | |
| **Tuesday** | Before | After | Before | After | Before | After | Before |
| | | | | | | | |
| **Wednesday** | Before | After | Before | After | Before | After | Before |
| | | | | | | | |
| **Thursday** | Before | After | Before | After | Before | After | Before |
| | | | | | | | |
| **Friday** | Before | After | Before | After | Before | After | Before |
| | | | | | | | |
| **Saturday** | Before | After | Before | After | Before | After | Before |
| | | | | | | | |
| **Sunday** | Before | After | Before | After | Before | After | Before |
| | | | | | | | |

# Week of:______

| Day | Breakfast | | Lunch | | Dinner | | Bedtime |
|---|---|---|---|---|---|---|---|
| | Before | After | Before | After | Before | After | Before |
| **Monday** | | | | | | | |
| Note: | | | | | | | |
| **Tuesday** | Before | After | Before | After | Before | After | Before |
| | | | | | | | |
| **Wednesday** | Before | After | Before | After | Before | After | Before |
| | | | | | | | |
| **Thursday** | Before | After | Before | After | Before | After | Before |
| | | | | | | | |
| **Friday** | Before | After | Before | After | Before | After | Before |
| | | | | | | | |
| **Saturday** | Before | After | Before | After | Before | After | Before |
| | | | | | | | |
| **Sunday** | Before | After | Before | After | Before | After | Before |
| | | | | | | | |

# Week of:______

| Day | Breakfast | | Lunch | | Dinner | | Bedtime |
|---|---|---|---|---|---|---|---|
| | **Before** | **After** | **Before** | **After** | **Before** | **After** | **Before** |
| **Monday** | | | | | | | |
| Note: | | | | | | | |
| **Tuesday** | **Before** | **After** | **Before** | **After** | **Before** | **After** | **Before** |
| | | | | | | | |
| **Wednesday** | **Before** | **After** | **Before** | **After** | **Before** | **After** | **Before** |
| | | | | | | | |
| **Thursday** | **Before** | **After** | **Before** | **After** | **Before** | **After** | **Before** |
| | | | | | | | |
| **Friday** | **Before** | **After** | **Before** | **After** | **Before** | **After** | **Before** |
| | | | | | | | |
| **Saturday** | **Before** | **After** | **Before** | **After** | **Before** | **After** | **Before** |
| | | | | | | | |
| **Sunday** | **Before** | **After** | **Before** | **After** | **Before** | **After** | **Before** |
| | | | | | | | |

# Week of:______

| Day | Breakfast | | Lunch | | Dinner | | Bedtime |
|---|---|---|---|---|---|---|---|
| | Before | After | Before | After | Before | After | Before |
| **Monday** | | | | | | | |
| | Note: | | | | | | |
| **Tuesday** | Before | After | Before | After | Before | After | Before |
| | | | | | | | |
| **Wednesday** | Before | After | Before | After | Before | After | Before |
| | | | | | | | |
| **Thursday** | Before | After | Before | After | Before | After | Before |
| | | | | | | | |
| **Friday** | Before | After | Before | After | Before | After | Before |
| | | | | | | | |
| **Saturday** | Before | After | Before | After | Before | After | Before |
| | | | | | | | |
| **Sunday** | Before | After | Before | After | Before | After | Before |
| | | | | | | | |

# Week of:______

| Day | Breakfast | | Lunch | | Dinner | | Bedtime |
|---|---|---|---|---|---|---|---|
| | Before | After | Before | After | Before | After | Before |
| **Monday** | | | | | | | |
| | Note: | | | | | | |
| | Before | After | Before | After | Before | After | Before |
| **Tuesday** | | | | | | | |
| | | | | | | | |
| | Before | After | Before | After | Before | After | Before |
| **Wednesday** | | | | | | | |
| | | | | | | | |
| | Before | After | Before | After | Before | After | Before |
| **Thursday** | | | | | | | |
| | | | | | | | |
| | Before | After | Before | After | Before | After | Before |
| **Friday** | | | | | | | |
| | | | | | | | |
| | Before | After | Before | After | Before | After | Before |
| **Saturday** | | | | | | | |
| | | | | | | | |
| | Before | After | Before | After | Before | After | Before |
| **Sunday** | | | | | | | |
| | | | | | | | |

# Week of:______

| Day | Breakfast | | Lunch | | Dinner | | Bedtime |
|---|---|---|---|---|---|---|---|
| | Before | After | Before | After | Before | After | Before |
| **Monday** | | | | | | | |
| | Note: | | | | | | |
| | Before | After | Before | After | Before | After | Before |
| **Tuesday** | | | | | | | |
| | Before | After | Before | After | Before | After | Before |
| **Wednesday** | | | | | | | |
| | Before | After | Before | After | Before | After | Before |
| **Thursday** | | | | | | | |
| | Before | After | Before | After | Before | After | Before |
| **Friday** | | | | | | | |
| | Before | After | Before | After | Before | After | Before |
| **Saturday** | | | | | | | |
| | Before | After | Before | After | Before | After | Before |
| **Sunday** | | | | | | | |

# Week of:_______

| Day | Breakfast | | Lunch | | Dinner | | Bedtime |
| --- | --- | --- | --- | --- | --- | --- | --- |
| | Before | After | Before | After | Before | After | Before |
| **Monday** | | | | | | | |
| | Note: | | | | | | |
| **Tuesday** | Before | After | Before | After | Before | After | Before |
| | | | | | | | |
| **Wednesday** | Before | After | Before | After | Before | After | Before |
| | | | | | | | |
| **Thursday** | Before | After | Before | After | Before | After | Before |
| | | | | | | | |
| **Friday** | Before | After | Before | After | Before | After | Before |
| | | | | | | | |
| **Saturday** | Before | After | Before | After | Before | After | Before |
| | | | | | | | |
| **Sunday** | Before | After | Before | After | Before | After | Before |
| | | | | | | | |

# Week of:______

| Day | Breakfast | | Lunch | | Dinner | | Bedtime |
|---|---|---|---|---|---|---|---|
| | **Before** | **After** | **Before** | **After** | **Before** | **After** | **Before** |
| **Monday** | | | | | | | |
| Note: | | | | | | | |
| **Tuesday** | Before | After | Before | After | Before | After | Before |
| | | | | | | | |
| **Wednesday** | Before | After | Before | After | Before | After | Before |
| | | | | | | | |
| **Thursday** | Before | After | Before | After | Before | After | Before |
| | | | | | | | |
| **Friday** | Before | After | Before | After | Before | After | Before |
| | | | | | | | |
| **Saturday** | Before | After | Before | After | Before | After | Before |
| | | | | | | | |
| **Sunday** | Before | After | Before | After | Before | After | Before |
| | | | | | | | |

# Week of:______

| Day | Breakfast | | Lunch | | Dinner | | Bedtime |
|---|---|---|---|---|---|---|---|
| | Before | After | Before | After | Before | After | Before |
| **Monday** | | | | | | | |
| Note: | | | | | | | |
| **Tuesday** | Before | After | Before | After | Before | After | Before |
| | | | | | | | |
| **Wednesday** | Before | After | Before | After | Before | After | Before |
| | | | | | | | |
| **Thursday** | Before | After | Before | After | Before | After | Before |
| | | | | | | | |
| **Friday** | Before | After | Before | After | Before | After | Before |
| | | | | | | | |
| **Saturday** | Before | After | Before | After | Before | After | Before |
| | | | | | | | |
| **Sunday** | Before | After | Before | After | Before | After | Before |
| | | | | | | | |

# Week of:______

| Day | Breakfast | | Lunch | | Dinner | | Bedtime |
| --- | --- | --- | --- | --- | --- | --- | --- |
| | Before | After | Before | After | Before | After | Before |
| **Monday** | | | | | | | |
| | Note: | | | | | | |
| | Before | After | Before | After | Before | After | Before |
| **Tuesday** | | | | | | | |
| | Before | After | Before | After | Before | After | Before |
| **Wednesday** | | | | | | | |
| | Before | After | Before | After | Before | After | Before |
| **Thursday** | | | | | | | |
| | Before | After | Before | After | Before | After | Before |
| **Friday** | | | | | | | |
| | Before | After | Before | After | Before | After | Before |
| **Saturday** | | | | | | | |
| | Before | After | Before | After | Before | After | Before |
| **Sunday** | | | | | | | |

# Week of:______

| Day | Breakfast | | Lunch | | Dinner | | Bedtime |
|---|---|---|---|---|---|---|---|
| | Before | After | Before | After | Before | After | Before |
| **Monday** | | | | | | | |
| | Note: | | | | | | |
| | Before | After | Before | After | Before | After | Before |
| **Tuesday** | | | | | | | |
| | | | | | | | |
| | Before | After | Before | After | Before | After | Before |
| **Wednesday** | | | | | | | |
| | | | | | | | |
| | Before | After | Before | After | Before | After | Before |
| **Thursday** | | | | | | | |
| | | | | | | | |
| | Before | After | Before | After | Before | After | Before |
| **Friday** | | | | | | | |
| | | | | | | | |
| | Before | After | Before | After | Before | After | Before |
| **Saturday** | | | | | | | |
| | | | | | | | |
| | Before | After | Before | After | Before | After | Before |
| **Sunday** | | | | | | | |
| | | | | | | | |

# Week of:______

| Day | Breakfast | | Lunch | | Dinner | | Bedtime |
|---|---|---|---|---|---|---|---|
| | Before | After | Before | After | Before | After | Before |
| **Monday** | | | | | | | |
| | Note: | | | | | | |
| **Tuesday** | Before | After | Before | After | Before | After | Before |
| | | | | | | | |
| **Wednesday** | Before | After | Before | After | Before | After | Before |
| | | | | | | | |
| **Thursday** | Before | After | Before | After | Before | After | Before |
| | | | | | | | |
| **Friday** | Before | After | Before | After | Before | After | Before |
| | | | | | | | |
| **Saturday** | Before | After | Before | After | Before | After | Before |
| | | | | | | | |
| **Sunday** | Before | After | Before | After | Before | After | Before |
| | | | | | | | |

# Week of:______

| Day | Breakfast | | Lunch | | Dinner | | Bedtime |
|---|---|---|---|---|---|---|---|
| | Before | After | Before | After | Before | After | Before |
| **Monday** | | | | | | | |
| Note: | | | | | | | |
| **Tuesday** | Before | After | Before | After | Before | After | Before |
| | | | | | | | |
| **Wednesday** | Before | After | Before | After | Before | After | Before |
| | | | | | | | |
| **Thursday** | Before | After | Before | After | Before | After | Before |
| | | | | | | | |
| **Friday** | Before | After | Before | After | Before | After | Before |
| | | | | | | | |
| **Saturday** | Before | After | Before | After | Before | After | Before |
| | | | | | | | |
| **Sunday** | Before | After | Before | After | Before | After | Before |
| | | | | | | | |

# Week of:______

| Day | Breakfast | | Lunch | | Dinner | | Bedtime |
|---|---|---|---|---|---|---|---|
| | Before | After | Before | After | Before | After | Before |
| **Monday** | | | | | | | |
| | Note: | | | | | | |
| **Tuesday** | Before | After | Before | After | Before | After | Before |
| | | | | | | | |
| **Wednesday** | Before | After | Before | After | Before | After | Before |
| | | | | | | | |
| **Thursday** | Before | After | Before | After | Before | After | Before |
| | | | | | | | |
| **Friday** | Before | After | Before | After | Before | After | Before |
| | | | | | | | |
| **Saturday** | Before | After | Before | After | Before | After | Before |
| | | | | | | | |
| **Sunday** | Before | After | Before | After | Before | After | Before |
| | | | | | | | |

# Week of:______

| Day | Breakfast | | Lunch | | Dinner | | Bedtime |
| --- | --- | --- | --- | --- | --- | --- | --- |
| | Before | After | Before | After | Before | After | Before |
| **Monday** | | | | | | | |
| Note: | | | | | | | |
| **Tuesday** | Before | After | Before | After | Before | After | Before |
| | | | | | | | |
| **Wednesday** | Before | After | Before | After | Before | After | Before |
| | | | | | | | |
| **Thursday** | Before | After | Before | After | Before | After | Before |
| | | | | | | | |
| **Friday** | Before | After | Before | After | Before | After | Before |
| | | | | | | | |
| **Saturday** | Before | After | Before | After | Before | After | Before |
| | | | | | | | |
| **Sunday** | Before | After | Before | After | Before | After | Before |
| | | | | | | | |

# Week of:______

| Day | Breakfast | | Lunch | | Dinner | | Bedtime |
| --- | --- | --- | --- | --- | --- | --- | --- |
| | Before | After | Before | After | Before | After | Before |
| Monday | | | | | | | |
| Note: | | | | | | | |
| Tuesday | Before | After | Before | After | Before | After | Before |
| | | | | | | | |
| Wednesday | Before | After | Before | After | Before | After | Before |
| | | | | | | | |
| Thursday | Before | After | Before | After | Before | After | Before |
| | | | | | | | |
| Friday | Before | After | Before | After | Before | After | Before |
| | | | | | | | |
| Saturday | Before | After | Before | After | Before | After | Before |
| | | | | | | | |
| Sunday | Before | After | Before | After | Before | After | Before |
| | | | | | | | |

# Week of:______

| Day | Breakfast | | Lunch | | Dinner | | Bedtime |
|---|---|---|---|---|---|---|---|
| | **Before** | **After** | **Before** | **After** | **Before** | **After** | **Before** |
| **Monday** | | | | | | | |
| | Note: | | | | | | |
| **Tuesday** | **Before** | **After** | **Before** | **After** | **Before** | **After** | **Before** |
| | | | | | | | |
| **Wednesday** | **Before** | **After** | **Before** | **After** | **Before** | **After** | **Before** |
| | | | | | | | |
| **Thursday** | **Before** | **After** | **Before** | **After** | **Before** | **After** | **Before** |
| | | | | | | | |
| **Friday** | **Before** | **After** | **Before** | **After** | **Before** | **After** | **Before** |
| | | | | | | | |
| **Saturday** | **Before** | **After** | **Before** | **After** | **Before** | **After** | **Before** |
| | | | | | | | |
| **Sunday** | **Before** | **After** | **Before** | **After** | **Before** | **After** | **Before** |
| | | | | | | | |

# Week of:______

| Day | Breakfast | | Lunch | | Dinner | | Bedtime |
| --- | --- | --- | --- | --- | --- | --- | --- |
| | Before | After | Before | After | Before | After | Before |
| **Monday** | | | | | | | |
| Note: | | | | | | | |
| **Tuesday** | Before | After | Before | After | Before | After | Before |
| | | | | | | | |
| **Wednesday** | Before | After | Before | After | Before | After | Before |
| | | | | | | | |
| **Thursday** | Before | After | Before | After | Before | After | Before |
| | | | | | | | |
| **Friday** | Before | After | Before | After | Before | After | Before |
| | | | | | | | |
| **Saturday** | Before | After | Before | After | Before | After | Before |
| | | | | | | | |
| **Sunday** | Before | After | Before | After | Before | After | Before |
| | | | | | | | |

# Week of:______

| Day | Breakfast | | Lunch | | Dinner | | Bedtime |
|---|---|---|---|---|---|---|---|
| | Before | After | Before | After | Before | After | Before |
| **Monday** | | | | | | | |
| Note: | | | | | | | |
| | Before | After | Before | After | Before | After | Before |
| **Tuesday** | | | | | | | |
| | Before | After | Before | After | Before | After | Before |
| **Wednesday** | | | | | | | |
| | Before | After | Before | After | Before | After | Before |
| **Thursday** | | | | | | | |
| | Before | After | Before | After | Before | After | Before |
| **Friday** | | | | | | | |
| | Before | After | Before | After | Before | After | Before |
| **Saturday** | | | | | | | |
| | Before | After | Before | After | Before | After | Before |
| **Sunday** | | | | | | | |

# Week of:______

| Day | Breakfast | | Lunch | | Dinner | | Bedtime |
|---|---|---|---|---|---|---|---|
| | Before | After | Before | After | Before | After | Before |
| **Monday** | | | | | | | |
| Note: | | | | | | | |
| | Before | After | Before | After | Before | After | Before |
| **Tuesday** | | | | | | | |
| | Before | After | Before | After | Before | After | Before |
| **Wednesday** | | | | | | | |
| | Before | After | Before | After | Before | After | Before |
| **Thursday** | | | | | | | |
| | Before | After | Before | After | Before | After | Before |
| **Friday** | | | | | | | |
| | Before | After | Before | After | Before | After | Before |
| **Saturday** | | | | | | | |
| | Before | After | Before | After | Before | After | Before |
| **Sunday** | | | | | | | |

# Week of:______

| Day | Breakfast | | Lunch | | Dinner | | Bedtime |
|---|---|---|---|---|---|---|---|
| | Before | After | Before | After | Before | After | Before |
| **Monday** | | | | | | | |
| | Note: | | | | | | |
| | Before | After | Before | After | Before | After | Before |
| **Tuesday** | | | | | | | |
| | Before | After | Before | After | Before | After | Before |
| **Wednesday** | | | | | | | |
| | Before | After | Before | After | Before | After | Before |
| **Thursday** | | | | | | | |
| | Before | After | Before | After | Before | After | Before |
| **Friday** | | | | | | | |
| | Before | After | Before | After | Before | After | Before |
| **Saturday** | | | | | | | |
| | Before | After | Before | After | Before | After | Before |
| **Sunday** | | | | | | | |

# Week of:______

| Day | Breakfast | | Lunch | | Dinner | | Bedtime |
|---|---|---|---|---|---|---|---|
| | Before | After | Before | After | Before | After | Before |
| **Monday** | | | | | | | |
| Note: | | | | | | | |
| **Tuesday** | Before | After | Before | After | Before | After | Before |
| | | | | | | | |
| **Wednesday** | Before | After | Before | After | Before | After | Before |
| | | | | | | | |
| **Thursday** | Before | After | Before | After | Before | After | Before |
| | | | | | | | |
| **Friday** | Before | After | Before | After | Before | After | Before |
| | | | | | | | |
| **Saturday** | Before | After | Before | After | Before | After | Before |
| | | | | | | | |
| **Sunday** | Before | After | Before | After | Before | After | Before |
| | | | | | | | |

# Week of:______

| Day | Breakfast | | Lunch | | Dinner | | Bedtime |
| --- | --- | --- | --- | --- | --- | --- | --- |
| | Before | After | Before | After | Before | After | Before |
| **Monday** | | | | | | | |
| Note: | | | | | | | |
| **Tuesday** | Before | After | Before | After | Before | After | Before |
| | | | | | | | |
| **Wednesday** | Before | After | Before | After | Before | After | Before |
| | | | | | | | |
| **Thursday** | Before | After | Before | After | Before | After | Before |
| | | | | | | | |
| **Friday** | Before | After | Before | After | Before | After | Before |
| | | | | | | | |
| **Saturday** | Before | After | Before | After | Before | After | Before |
| | | | | | | | |
| **Sunday** | Before | After | Before | After | Before | After | Before |
| | | | | | | | |

# Week of:______

| Day | Breakfast | | Lunch | | Dinner | | Bedtime |
|---|---|---|---|---|---|---|---|
| | Before | After | Before | After | Before | After | Before |
| **Monday** | | | | | | | |
| Note: | | | | | | | |
| **Tuesday** | Before | After | Before | After | Before | After | Before |
| | | | | | | | |
| **Wednesday** | Before | After | Before | After | Before | After | Before |
| | | | | | | | |
| **Thursday** | Before | After | Before | After | Before | After | Before |
| | | | | | | | |
| **Friday** | Before | After | Before | After | Before | After | Before |
| | | | | | | | |
| **Saturday** | Before | After | Before | After | Before | After | Before |
| | | | | | | | |
| **Sunday** | Before | After | Before | After | Before | After | Before |
| | | | | | | | |

# Week of:______

| Day | Breakfast | | Lunch | | Dinner | | Bedtime |
|---|---|---|---|---|---|---|---|
| | Before | After | Before | After | Before | After | Before |
| **Monday** | | | | | | | |
| Note: | | | | | | | |
| **Tuesday** | Before | After | Before | After | Before | After | Before |
| | | | | | | | |
| **Wednesday** | Before | After | Before | After | Before | After | Before |
| | | | | | | | |
| **Thursday** | Before | After | Before | After | Before | After | Before |
| | | | | | | | |
| **Friday** | Before | After | Before | After | Before | After | Before |
| | | | | | | | |
| **Saturday** | Before | After | Before | After | Before | After | Before |
| | | | | | | | |
| **Sunday** | Before | After | Before | After | Before | After | Before |
| | | | | | | | |

# Week of:_______

| Day | Breakfast | | Lunch | | Dinner | | Bedtime |
|---|---|---|---|---|---|---|---|
| | Before | After | Before | After | Before | After | Before |
| **Monday** | | | | | | | |
| | Note: | | | | | | |
| | Before | After | Before | After | Before | After | Before |
| **Tuesday** | | | | | | | |
| | Before | After | Before | After | Before | After | Before |
| **Wednesday** | | | | | | | |
| | Before | After | Before | After | Before | After | Before |
| **Thursday** | | | | | | | |
| | Before | After | Before | After | Before | After | Before |
| **Friday** | | | | | | | |
| | Before | After | Before | After | Before | After | Before |
| **Saturday** | | | | | | | |
| | Before | After | Before | After | Before | After | Before |
| **Sunday** | | | | | | | |

# Week of:______

| Day | Breakfast | | Lunch | | Dinner | | Bedtime |
|---|---|---|---|---|---|---|---|
| | Before | After | Before | After | Before | After | Before |
| **Monday** | | | | | | | |
| Note: | | | | | | | |
| **Tuesday** | Before | After | Before | After | Before | After | Before |
| | | | | | | | |
| **Wednesday** | Before | After | Before | After | Before | After | Before |
| | | | | | | | |
| **Thursday** | Before | After | Before | After | Before | After | Before |
| | | | | | | | |
| **Friday** | Before | After | Before | After | Before | After | Before |
| | | | | | | | |
| **Saturday** | Before | After | Before | After | Before | After | Before |
| | | | | | | | |
| **Sunday** | Before | After | Before | After | Before | After | Before |
| | | | | | | | |

# Week of:______

| Day | Breakfast | | Lunch | | Dinner | | Bedtime |
|---|---|---|---|---|---|---|---|
| | Before | After | Before | After | Before | After | Before |
| **Monday** | | | | | | | |
| | Note: | | | | | | |
| | Before | After | Before | After | Before | After | Before |
| **Tuesday** | | | | | | | |
| | Before | After | Before | After | Before | After | Before |
| **Wednesday** | | | | | | | |
| | Before | After | Before | After | Before | After | Before |
| **Thursday** | | | | | | | |
| | Before | After | Before | After | Before | After | Before |
| **Friday** | | | | | | | |
| | Before | After | Before | After | Before | After | Before |
| **Saturday** | | | | | | | |
| | Before | After | Before | After | Before | After | Before |
| **Sunday** | | | | | | | |

# Week of:______

| Day | Breakfast | | Lunch | | Dinner | | Bedtime |
|---|---|---|---|---|---|---|---|
| | Before | After | Before | After | Before | After | Before |
| **Monday** | | | | | | | |
| | Note: | | | | | | |
| | Before | After | Before | After | Before | After | Before |
| **Tuesday** | | | | | | | |
| | | | | | | | |
| | Before | After | Before | After | Before | After | Before |
| **Wednesday** | | | | | | | |
| | | | | | | | |
| | Before | After | Before | After | Before | After | Before |
| **Thursday** | | | | | | | |
| | | | | | | | |
| | Before | After | Before | After | Before | After | Before |
| **Friday** | | | | | | | |
| | | | | | | | |
| | Before | After | Before | After | Before | After | Before |
| **Saturday** | | | | | | | |
| | | | | | | | |
| | Before | After | Before | After | Before | After | Before |
| **Sunday** | | | | | | | |
| | | | | | | | |

# Week of:______

| Day | Breakfast | | Lunch | | Dinner | | Bedtime |
|---|---|---|---|---|---|---|---|
| | Before | After | Before | After | Before | After | Before |
| **Monday** | | | | | | | |
| Note: | | | | | | | |
| **Tuesday** | Before | After | Before | After | Before | After | Before |
| | | | | | | | |
| **Wednesday** | Before | After | Before | After | Before | After | Before |
| | | | | | | | |
| **Thursday** | Before | After | Before | After | Before | After | Before |
| | | | | | | | |
| **Friday** | Before | After | Before | After | Before | After | Before |
| | | | | | | | |
| **Saturday** | Before | After | Before | After | Before | After | Before |
| | | | | | | | |
| **Sunday** | Before | After | Before | After | Before | After | Before |
| | | | | | | | |

# Week of:______

| Day | Breakfast | | Lunch | | Dinner | | Bedtime |
| --- | --- | --- | --- | --- | --- | --- | --- |
| | Before | After | Before | After | Before | After | Before |
| **Monday** | | | | | | | |
| | Note: | | | | | | |
| | Before | After | Before | After | Before | After | Before |
| **Tuesday** | | | | | | | |
| | Before | After | Before | After | Before | After | Before |
| **Wednesday** | | | | | | | |
| | Before | After | Before | After | Before | After | Before |
| **Thursday** | | | | | | | |
| | Before | After | Before | After | Before | After | Before |
| **Friday** | | | | | | | |
| | Before | After | Before | After | Before | After | Before |
| **Saturday** | | | | | | | |
| | Before | After | Before | After | Before | After | Before |
| **Sunday** | | | | | | | |

# Week of:______

| Day | Breakfast | | Lunch | | Dinner | | Bedtime |
|---|---|---|---|---|---|---|---|
| | Before | After | Before | After | Before | After | Before |
| **Monday** | | | | | | | |
| | Note: | | | | | | |
| | Before | After | Before | After | Before | After | Before |
| **Tuesday** | | | | | | | |
| | Before | After | Before | After | Before | After | Before |
| **Wednesday** | | | | | | | |
| | Before | After | Before | After | Before | After | Before |
| **Thursday** | | | | | | | |
| | Before | After | Before | After | Before | After | Before |
| **Friday** | | | | | | | |
| | Before | After | Before | After | Before | After | Before |
| **Saturday** | | | | | | | |
| | Before | After | Before | After | Before | After | Before |
| **Sunday** | | | | | | | |

# Week of:_______

| Day | Breakfast | | Lunch | | Dinner | | Bedtime |
|---|---|---|---|---|---|---|---|
| | Before | After | Before | After | Before | After | Before |
| **Monday** | | | | | | | |
| Note: | | | | | | | |
| **Tuesday** | Before | After | Before | After | Before | After | Before |
| | | | | | | | |
| **Wednesday** | Before | After | Before | After | Before | After | Before |
| | | | | | | | |
| **Thursday** | Before | After | Before | After | Before | After | Before |
| | | | | | | | |
| **Friday** | Before | After | Before | After | Before | After | Before |
| | | | | | | | |
| **Saturday** | Before | After | Before | After | Before | After | Before |
| | | | | | | | |
| **Sunday** | Before | After | Before | After | Before | After | Before |
| | | | | | | | |

# Week of:______

| Day | Breakfast | | Lunch | | Dinner | | Bedtime |
| --- | --- | --- | --- | --- | --- | --- | --- |
| | Before | After | Before | After | Before | After | Before |
| **Monday** | | | | | | | |
| | Note: | | | | | | |
| **Tuesday** | Before | After | Before | After | Before | After | Before |
| | | | | | | | |
| **Wednesday** | Before | After | Before | After | Before | After | Before |
| | | | | | | | |
| **Thursday** | Before | After | Before | After | Before | After | Before |
| | | | | | | | |
| **Friday** | Before | After | Before | After | Before | After | Before |
| | | | | | | | |
| **Saturday** | Before | After | Before | After | Before | After | Before |
| | | | | | | | |
| **Sunday** | Before | After | Before | After | Before | After | Before |
| | | | | | | | |

# Week of:______

| Day | Breakfast | | Lunch | | Dinner | | Bedtime |
|---|---|---|---|---|---|---|---|
| | Before | After | Before | After | Before | After | Before |
| **Monday** | | | | | | | |
| Note: | | | | | | | |
| **Tuesday** | Before | After | Before | After | Before | After | Before |
| | | | | | | | |
| **Wednesday** | Before | After | Before | After | Before | After | Before |
| | | | | | | | |
| **Thursday** | Before | After | Before | After | Before | After | Before |
| | | | | | | | |
| **Friday** | Before | After | Before | After | Before | After | Before |
| | | | | | | | |
| **Saturday** | Before | After | Before | After | Before | After | Before |
| | | | | | | | |
| **Sunday** | Before | After | Before | After | Before | After | Before |
| | | | | | | | |

# Week of:______

| Day | Breakfast | | Lunch | | Dinner | | Bedtime |
|---|---|---|---|---|---|---|---|
| | Before | After | Before | After | Before | After | Before |
| Monday | | | | | | | |
| Note: | | | | | | | |
| Tuesday | Before | After | Before | After | Before | After | Before |
| | | | | | | | |
| Wednesday | Before | After | Before | After | Before | After | Before |
| | | | | | | | |
| Thursday | Before | After | Before | After | Before | After | Before |
| | | | | | | | |
| Friday | Before | After | Before | After | Before | After | Before |
| | | | | | | | |
| Saturday | Before | After | Before | After | Before | After | Before |
| | | | | | | | |
| Sunday | Before | After | Before | After | Before | After | Before |
| | | | | | | | |

# Week of:______

| Day | Breakfast | | Lunch | | Dinner | | Bedtime |
|---|---|---|---|---|---|---|---|
| | Before | After | Before | After | Before | After | Before |
| **Monday** | | | | | | | |
| Note: | | | | | | | |
| **Tuesday** | Before | After | Before | After | Before | After | Before |
| | | | | | | | |
| **Wednesday** | Before | After | Before | After | Before | After | Before |
| | | | | | | | |
| **Thursday** | Before | After | Before | After | Before | After | Before |
| | | | | | | | |
| **Friday** | Before | After | Before | After | Before | After | Before |
| | | | | | | | |
| **Saturday** | Before | After | Before | After | Before | After | Before |
| | | | | | | | |
| **Sunday** | Before | After | Before | After | Before | After | Before |
| | | | | | | | |

# Week of:_______

| Day | Breakfast | | Lunch | | Dinner | | Bedtime |
|---|---|---|---|---|---|---|---|
| | Before | After | Before | After | Before | After | Before |
| **Monday** | | | | | | | |
| | Note: | | | | | | |
| **Tuesday** | Before | After | Before | After | Before | After | Before |
| | | | | | | | |
| **Wednesday** | Before | After | Before | After | Before | After | Before |
| | | | | | | | |
| **Thursday** | Before | After | Before | After | Before | After | Before |
| | | | | | | | |
| **Friday** | Before | After | Before | After | Before | After | Before |
| | | | | | | | |
| **Saturday** | Before | After | Before | After | Before | After | Before |
| | | | | | | | |
| **Sunday** | Before | After | Before | After | Before | After | Before |
| | | | | | | | |

# Week of:______

| Day | Breakfast | | Lunch | | Dinner | | Bedtime |
|---|---|---|---|---|---|---|---|
| | Before | After | Before | After | Before | After | Before |
| **Monday** | | | | | | | |
| Note: | | | | | | | |
| **Tuesday** | Before | After | Before | After | Before | After | Before |
| | | | | | | | |
| **Wednesday** | Before | After | Before | After | Before | After | Before |
| | | | | | | | |
| **Thursday** | Before | After | Before | After | Before | After | Before |
| | | | | | | | |
| **Friday** | Before | After | Before | After | Before | After | Before |
| | | | | | | | |
| **Saturday** | Before | After | Before | After | Before | After | Before |
| | | | | | | | |
| **Sunday** | Before | After | Before | After | Before | After | Before |
| | | | | | | | |

# Week of:______

| Day | Breakfast | | Lunch | | Dinner | | Bedtime |
|---|---|---|---|---|---|---|---|
| | Before | After | Before | After | Before | After | Before |
| Monday | | | | | | | |
| Monday — Note: | | | | | | | |
| Tuesday | Before | After | Before | After | Before | After | Before |
| Tuesday | | | | | | | |
| Wednesday | Before | After | Before | After | Before | After | Before |
| Wednesday | | | | | | | |
| Thursday | Before | After | Before | After | Before | After | Before |
| Thursday | | | | | | | |
| Friday | Before | After | Before | After | Before | After | Before |
| Friday | | | | | | | |
| Saturday | Before | After | Before | After | Before | After | Before |
| Saturday | | | | | | | |
| Sunday | Before | After | Before | After | Before | After | Before |
| Sunday | | | | | | | |

# Week of:______

| Day | Breakfast | | Lunch | | Dinner | | Bedtime |
|---|---|---|---|---|---|---|---|
| | Before | After | Before | After | Before | After | Before |
| **Monday** | | | | | | | |
| | Note: | | | | | | |
| **Tuesday** | Before | After | Before | After | Before | After | Before |
| | | | | | | | |
| **Wednesday** | Before | After | Before | After | Before | After | Before |
| | | | | | | | |
| **Thursday** | Before | After | Before | After | Before | After | Before |
| | | | | | | | |
| **Friday** | Before | After | Before | After | Before | After | Before |
| | | | | | | | |
| **Saturday** | Before | After | Before | After | Before | After | Before |
| | | | | | | | |
| **Sunday** | Before | After | Before | After | Before | After | Before |
| | | | | | | | |

# Week of:______

| Day | Breakfast | | Lunch | | Dinner | | Bedtime |
|---|---|---|---|---|---|---|---|
| | Before | After | Before | After | Before | After | Before |
| **Monday** | | | | | | | |
| | Note: | | | | | | |
| **Tuesday** | Before | After | Before | After | Before | After | Before |
| | | | | | | | |
| **Wednesday** | Before | After | Before | After | Before | After | Before |
| | | | | | | | |
| **Thursday** | Before | After | Before | After | Before | After | Before |
| | | | | | | | |
| **Friday** | Before | After | Before | After | Before | After | Before |
| | | | | | | | |
| **Saturday** | Before | After | Before | After | Before | After | Before |
| | | | | | | | |
| **Sunday** | Before | After | Before | After | Before | After | Before |
| | | | | | | | |

# Week of:______

| Day | Breakfast | | Lunch | | Dinner | | Bedtime |
|---|---|---|---|---|---|---|---|
| | Before | After | Before | After | Before | After | Before |
| **Monday** | | | | | | | |
| Note: | | | | | | | |
| **Tuesday** | Before | After | Before | After | Before | After | Before |
| | | | | | | | |
| **Wednesday** | Before | After | Before | After | Before | After | Before |
| | | | | | | | |
| **Thursday** | Before | After | Before | After | Before | After | Before |
| | | | | | | | |
| **Friday** | Before | After | Before | After | Before | After | Before |
| | | | | | | | |
| **Saturday** | Before | After | Before | After | Before | After | Before |
| | | | | | | | |
| **Sunday** | Before | After | Before | After | Before | After | Before |
| | | | | | | | |

# Week of:______

| Day | Breakfast | | Lunch | | Dinner | | Bedtime |
|---|---|---|---|---|---|---|---|
| | Before | After | Before | After | Before | After | Before |
| **Monday** | | | | | | | |
| | Note: | | | | | | |
| **Tuesday** | Before | After | Before | After | Before | After | Before |
| | | | | | | | |
| **Wednesday** | Before | After | Before | After | Before | After | Before |
| | | | | | | | |
| **Thursday** | Before | After | Before | After | Before | After | Before |
| | | | | | | | |
| **Friday** | Before | After | Before | After | Before | After | Before |
| | | | | | | | |
| **Saturday** | Before | After | Before | After | Before | After | Before |
| | | | | | | | |
| **Sunday** | Before | After | Before | After | Before | After | Before |
| | | | | | | | |

# Week of:_______

| Day | Breakfast | | Lunch | | Dinner | | Bedtime |
|---|---|---|---|---|---|---|---|
| | Before | After | Before | After | Before | After | Before |
| **Monday** | | | | | | | |
| Note: | | | | | | | |
| | Before | After | Before | After | Before | After | Before |
| **Tuesday** | | | | | | | |
| | Before | After | Before | After | Before | After | Before |
| **Wednesday** | | | | | | | |
| | Before | After | Before | After | Before | After | Before |
| **Thursday** | | | | | | | |
| | Before | After | Before | After | Before | After | Before |
| **Friday** | | | | | | | |
| | Before | After | Before | After | Before | After | Before |
| **Saturday** | | | | | | | |
| | Before | After | Before | After | Before | After | Before |
| **Sunday** | | | | | | | |

# Week of:_______

| Day | Breakfast | | Lunch | | Dinner | | Bedtime |
|---|---|---|---|---|---|---|---|
| | Before | After | Before | After | Before | After | Before |
| **Monday** | | | | | | | |
| | Note: | | | | | | |
| **Tuesday** | Before | After | Before | After | Before | After | Before |
| | | | | | | | |
| **Wednesday** | Before | After | Before | After | Before | After | Before |
| | | | | | | | |
| **Thursday** | Before | After | Before | After | Before | After | Before |
| | | | | | | | |
| **Friday** | Before | After | Before | After | Before | After | Before |
| | | | | | | | |
| **Saturday** | Before | After | Before | After | Before | After | Before |
| | | | | | | | |
| **Sunday** | Before | After | Before | After | Before | After | Before |
| | | | | | | | |

# Week of:_______

| Day | Breakfast | | Lunch | | Dinner | | Bedtime |
|---|---|---|---|---|---|---|---|
| | Before | After | Before | After | Before | After | Before |
| **Monday** | | | | | | | |
| Note: | | | | | | | |
| **Tuesday** | Before | After | Before | After | Before | After | Before |
| | | | | | | | |
| **Wednesday** | Before | After | Before | After | Before | After | Before |
| | | | | | | | |
| **Thursday** | Before | After | Before | After | Before | After | Before |
| | | | | | | | |
| **Friday** | Before | After | Before | After | Before | After | Before |
| | | | | | | | |
| **Saturday** | Before | After | Before | After | Before | After | Before |
| | | | | | | | |
| **Sunday** | Before | After | Before | After | Before | After | Before |
| | | | | | | | |

# Week of:______

| Day | Breakfast | | Lunch | | Dinner | | Bedtime |
|---|---|---|---|---|---|---|---|
| | Before | After | Before | After | Before | After | Before |
| **Monday** | | | | | | | |
| | Note: | | | | | | |
| | Before | After | Before | After | Before | After | Before |
| **Tuesday** | | | | | | | |
| | Before | After | Before | After | Before | After | Before |
| **Wednesday** | | | | | | | |
| | Before | After | Before | After | Before | After | Before |
| **Thursday** | | | | | | | |
| | Before | After | Before | After | Before | After | Before |
| **Friday** | | | | | | | |
| | Before | After | Before | After | Before | After | Before |
| **Saturday** | | | | | | | |
| | Before | After | Before | After | Before | After | Before |
| **Sunday** | | | | | | | |

# Week of:______

| Day | Breakfast | | Lunch | | Dinner | | Bedtime |
| --- | --- | --- | --- | --- | --- | --- | --- |
| | Before | After | Before | After | Before | After | Before |
| **Monday** | | | | | | | |
| Note: | | | | | | | |
| | Before | After | Before | After | Before | After | Before |
| **Tuesday** | | | | | | | |
| | Before | After | Before | After | Before | After | Before |
| **Wednesday** | | | | | | | |
| | Before | After | Before | After | Before | After | Before |
| **Thursday** | | | | | | | |
| | Before | After | Before | After | Before | After | Before |
| **Friday** | | | | | | | |
| | Before | After | Before | After | Before | After | Before |
| **Saturday** | | | | | | | |
| | Before | After | Before | After | Before | After | Before |
| **Sunday** | | | | | | | |

# Week of:______

| Day | Breakfast | | Lunch | | Dinner | | Bedtime |
| --- | --- | --- | --- | --- | --- | --- | --- |
| | Before | After | Before | After | Before | After | Before |
| **Monday** | | | | | | | |
| | Note: | | | | | | |
| **Tuesday** | Before | After | Before | After | Before | After | Before |
| | | | | | | | |
| **Wednesday** | Before | After | Before | After | Before | After | Before |
| | | | | | | | |
| **Thursday** | Before | After | Before | After | Before | After | Before |
| | | | | | | | |
| **Friday** | Before | After | Before | After | Before | After | Before |
| | | | | | | | |
| **Saturday** | Before | After | Before | After | Before | After | Before |
| | | | | | | | |
| **Sunday** | Before | After | Before | After | Before | After | Before |
| | | | | | | | |

# Week of:______

| Day | Breakfast | | Lunch | | Dinner | | Bedtime |
| --- | --- | --- | --- | --- | --- | --- | --- |
| | Before | After | Before | After | Before | After | Before |
| **Monday** | | | | | | | |
| Note: | | | | | | | |
| **Tuesday** | Before | After | Before | After | Before | After | Before |
| | | | | | | | |
| **Wednesday** | Before | After | Before | After | Before | After | Before |
| | | | | | | | |
| **Thursday** | Before | After | Before | After | Before | After | Before |
| | | | | | | | |
| **Friday** | Before | After | Before | After | Before | After | Before |
| | | | | | | | |
| **Saturday** | Before | After | Before | After | Before | After | Before |
| | | | | | | | |
| **Sunday** | Before | After | Before | After | Before | After | Before |
| | | | | | | | |

# Week of:______

| Day | Breakfast | | Lunch | | Dinner | | Bedtime |
|---|---|---|---|---|---|---|---|
| | Before | After | Before | After | Before | After | Before |
| **Monday** | | | | | | | |
| Note: | | | | | | | |
| | Before | After | Before | After | Before | After | Before |
| **Tuesday** | | | | | | | |
| | Before | After | Before | After | Before | After | Before |
| **Wednesday** | | | | | | | |
| | Before | After | Before | After | Before | After | Before |
| **Thursday** | | | | | | | |
| | Before | After | Before | After | Before | After | Before |
| **Friday** | | | | | | | |
| | Before | After | Before | After | Before | After | Before |
| **Saturday** | | | | | | | |
| | Before | After | Before | After | Before | After | Before |
| **Sunday** | | | | | | | |

# Week of:______

| Day | Breakfast | | Lunch | | Dinner | | Bedtime |
|---|---|---|---|---|---|---|---|
| | Before | After | Before | After | Before | After | Before |
| **Monday** | | | | | | | |
| Note: | | | | | | | |
| | Before | After | Before | After | Before | After | Before |
| **Tuesday** | | | | | | | |
| | | | | | | | |
| | Before | After | Before | After | Before | After | Before |
| **Wednesday** | | | | | | | |
| | | | | | | | |
| | Before | After | Before | After | Before | After | Before |
| **Thursday** | | | | | | | |
| | | | | | | | |
| | Before | After | Before | After | Before | After | Before |
| **Friday** | | | | | | | |
| | | | | | | | |
| | Before | After | Before | After | Before | After | Before |
| **Saturday** | | | | | | | |
| | | | | | | | |
| | Before | After | Before | After | Before | After | Before |
| **Sunday** | | | | | | | |
| | | | | | | | |

# Week of:______

| Day | Breakfast | | Lunch | | Dinner | | Bedtime |
| --- | --- | --- | --- | --- | --- | --- | --- |
| | Before | After | Before | After | Before | After | Before |
| **Monday** | | | | | | | |
| | Note: | | | | | | |
| **Tuesday** | Before | After | Before | After | Before | After | Before |
| | | | | | | | |
| **Wednesday** | Before | After | Before | After | Before | After | Before |
| | | | | | | | |
| **Thursday** | Before | After | Before | After | Before | After | Before |
| | | | | | | | |
| **Friday** | Before | After | Before | After | Before | After | Before |
| | | | | | | | |
| **Saturday** | Before | After | Before | After | Before | After | Before |
| | | | | | | | |
| **Sunday** | Before | After | Before | After | Before | After | Before |
| | | | | | | | |

# Week of:______

| Day | Breakfast | | Lunch | | Dinner | | Bedtime |
| --- | --- | --- | --- | --- | --- | --- | --- |
| | Before | After | Before | After | Before | After | Before |
| **Monday** | | | | | | | |
| | Note: | | | | | | |
| **Tuesday** | Before | After | Before | After | Before | After | Before |
| | | | | | | | |
| **Wednesday** | Before | After | Before | After | Before | After | Before |
| | | | | | | | |
| **Thursday** | Before | After | Before | After | Before | After | Before |
| | | | | | | | |
| **Friday** | Before | After | Before | After | Before | After | Before |
| | | | | | | | |
| **Saturday** | Before | After | Before | After | Before | After | Before |
| | | | | | | | |
| **Sunday** | Before | After | Before | After | Before | After | Before |
| | | | | | | | |

# Week of:______

| Day | Breakfast | | Lunch | | Dinner | | Bedtime |
| --- | --- | --- | --- | --- | --- | --- | --- |
| | Before | After | Before | After | Before | After | Before |
| **Monday** | | | | | | | |
| Note: | | | | | | | |
| **Tuesday** | Before | After | Before | After | Before | After | Before |
| | | | | | | | |
| **Wednesday** | Before | After | Before | After | Before | After | Before |
| | | | | | | | |
| **Thursday** | Before | After | Before | After | Before | After | Before |
| | | | | | | | |
| **Friday** | Before | After | Before | After | Before | After | Before |
| | | | | | | | |
| **Saturday** | Before | After | Before | After | Before | After | Before |
| | | | | | | | |
| **Sunday** | Before | After | Before | After | Before | After | Before |
| | | | | | | | |

# Week of:______

| Day | Breakfast | | Lunch | | Dinner | | Bedtime |
|---|---|---|---|---|---|---|---|
| | Before | After | Before | After | Before | After | Before |
| **Monday** | | | | | | | |
| Note: | | | | | | | |
| **Tuesday** | Before | After | Before | After | Before | After | Before |
| | | | | | | | |
| **Wednesday** | Before | After | Before | After | Before | After | Before |
| | | | | | | | |
| **Thursday** | Before | After | Before | After | Before | After | Before |
| | | | | | | | |
| **Friday** | Before | After | Before | After | Before | After | Before |
| | | | | | | | |
| **Saturday** | Before | After | Before | After | Before | After | Before |
| | | | | | | | |
| **Sunday** | Before | After | Before | After | Before | After | Before |
| | | | | | | | |

# Week of:______

| Day | Breakfast | | Lunch | | Dinner | | Bedtime |
|---|---|---|---|---|---|---|---|
| | Before | After | Before | After | Before | After | Before |
| **Monday** | | | | | | | |
| | Note: | | | | | | |
| | Before | After | Before | After | Before | After | Before |
| **Tuesday** | | | | | | | |
| | Before | After | Before | After | Before | After | Before |
| **Wednesday** | | | | | | | |
| | Before | After | Before | After | Before | After | Before |
| **Thursday** | | | | | | | |
| | Before | After | Before | After | Before | After | Before |
| **Friday** | | | | | | | |
| | Before | After | Before | After | Before | After | Before |
| **Saturday** | | | | | | | |
| | Before | After | Before | After | Before | After | Before |
| **Sunday** | | | | | | | |

# Week of:______

| Day | Breakfast | | Lunch | | Dinner | | Bedtime |
| --- | --- | --- | --- | --- | --- | --- | --- |
| | Before | After | Before | After | Before | After | Before |
| **Monday** | | | | | | | |
| | Note: | | | | | | |
| | Before | After | Before | After | Before | After | Before |
| **Tuesday** | | | | | | | |
| | Before | After | Before | After | Before | After | Before |
| **Wednesday** | | | | | | | |
| | Before | After | Before | After | Before | After | Before |
| **Thursday** | | | | | | | |
| | Before | After | Before | After | Before | After | Before |
| **Friday** | | | | | | | |
| | Before | After | Before | After | Before | After | Before |
| **Saturday** | | | | | | | |
| | Before | After | Before | After | Before | After | Before |
| **Sunday** | | | | | | | |

# Week of:______

| Day | Breakfast | | Lunch | | Dinner | | Bedtime |
|---|---|---|---|---|---|---|---|
| | Before | After | Before | After | Before | After | Before |
| Monday | | | | | | | |
| Note: | | | | | | | |
| | Before | After | Before | After | Before | After | Before |
| Tuesday | | | | | | | |
| | Before | After | Before | After | Before | After | Before |
| Wednesday | | | | | | | |
| | Before | After | Before | After | Before | After | Before |
| Thursday | | | | | | | |
| | Before | After | Before | After | Before | After | Before |
| Friday | | | | | | | |
| | Before | After | Before | After | Before | After | Before |
| Saturday | | | | | | | |
| | Before | After | Before | After | Before | After | Before |
| Sunday | | | | | | | |

# Week of:______

| Day | Breakfast | | Lunch | | Dinner | | Bedtime |
| --- | --- | --- | --- | --- | --- | --- | --- |
| | Before | After | Before | After | Before | After | Before |
| Monday | | | | | | | |
| Note: | | | | | | | |
| | Before | After | Before | After | Before | After | Before |
| Tuesday | | | | | | | |
| | Before | After | Before | After | Before | After | Before |
| Wednesday | | | | | | | |
| | Before | After | Before | After | Before | After | Before |
| Thursday | | | | | | | |
| | Before | After | Before | After | Before | After | Before |
| Friday | | | | | | | |
| | Before | After | Before | After | Before | After | Before |
| Saturday | | | | | | | |
| | Before | After | Before | After | Before | After | Before |
| Sunday | | | | | | | |

# Week of:______

| Day | Breakfast | | Lunch | | Dinner | | Bedtime |
| --- | --- | --- | --- | --- | --- | --- | --- |
| | Before | After | Before | After | Before | After | Before |
| Monday | | | | | | | |
| Note: | | | | | | | |
| Tuesday | Before | After | Before | After | Before | After | Before |
| | | | | | | | |
| Wednesday | Before | After | Before | After | Before | After | Before |
| | | | | | | | |
| Thursday | Before | After | Before | After | Before | After | Before |
| | | | | | | | |
| Friday | Before | After | Before | After | Before | After | Before |
| | | | | | | | |
| Saturday | Before | After | Before | After | Before | After | Before |
| | | | | | | | |
| Sunday | Before | After | Before | After | Before | After | Before |
| | | | | | | | |

# Week of:_______

| Day | Breakfast | | Lunch | | Dinner | | Bedtime |
|---|---|---|---|---|---|---|---|
| | Before | After | Before | After | Before | After | Before |
| **Monday** | | | | | | | |
| | Note: | | | | | | |
| | Before | After | Before | After | Before | After | Before |
| **Tuesday** | | | | | | | |
| | | | | | | | |
| | Before | After | Before | After | Before | After | Before |
| **Wednesday** | | | | | | | |
| | | | | | | | |
| | Before | After | Before | After | Before | After | Before |
| **Thursday** | | | | | | | |
| | | | | | | | |
| | Before | After | Before | After | Before | After | Before |
| **Friday** | | | | | | | |
| | | | | | | | |
| | Before | After | Before | After | Before | After | Before |
| **Saturday** | | | | | | | |
| | | | | | | | |
| | Before | After | Before | After | Before | After | Before |
| **Sunday** | | | | | | | |
| | | | | | | | |

# Week of:_______

| Day | Breakfast | | Lunch | | Dinner | | Bedtime |
| --- | --- | --- | --- | --- | --- | --- | --- |
| | Before | After | Before | After | Before | After | Before |
| **Monday** | | | | | | | |
| | Note: | | | | | | |
| **Tuesday** | Before | After | Before | After | Before | After | Before |
| | | | | | | | |
| **Wednesday** | Before | After | Before | After | Before | After | Before |
| | | | | | | | |
| **Thursday** | Before | After | Before | After | Before | After | Before |
| | | | | | | | |
| **Friday** | Before | After | Before | After | Before | After | Before |
| | | | | | | | |
| **Saturday** | Before | After | Before | After | Before | After | Before |
| | | | | | | | |
| **Sunday** | Before | After | Before | After | Before | After | Before |
| | | | | | | | |

# Week of:______

| Day | Breakfast | | Lunch | | Dinner | | Bedtime |
| --- | --- | --- | --- | --- | --- | --- | --- |
| | Before | After | Before | After | Before | After | Before |
| **Monday** | | | | | | | |
| Note: | | | | | | | |
| | Before | After | Before | After | Before | After | Before |
| **Tuesday** | | | | | | | |
| | Before | After | Before | After | Before | After | Before |
| **Wednesday** | | | | | | | |
| | Before | After | Before | After | Before | After | Before |
| **Thursday** | | | | | | | |
| | Before | After | Before | After | Before | After | Before |
| **Friday** | | | | | | | |
| | Before | After | Before | After | Before | After | Before |
| **Saturday** | | | | | | | |
| | Before | After | Before | After | Before | After | Before |
| **Sunday** | | | | | | | |

# Week of:______

| Day | Breakfast | | Lunch | | Dinner | | Bedtime |
|---|---|---|---|---|---|---|---|
| | Before | After | Before | After | Before | After | Before |
| **Monday** | | | | | | | |
| | Note: | | | | | | |
| **Tuesday** | Before | After | Before | After | Before | After | Before |
| | | | | | | | |
| **Wednesday** | Before | After | Before | After | Before | After | Before |
| | | | | | | | |
| **Thursday** | Before | After | Before | After | Before | After | Before |
| | | | | | | | |
| **Friday** | Before | After | Before | After | Before | After | Before |
| | | | | | | | |
| **Saturday** | Before | After | Before | After | Before | After | Before |
| | | | | | | | |
| **Sunday** | Before | After | Before | After | Before | After | Before |
| | | | | | | | |

# Week of:________

| Day | Breakfast | | Lunch | | Dinner | | Bedtime |
|---|---|---|---|---|---|---|---|
| | Before | After | Before | After | Before | After | Before |
| **Monday** | | | | | | | |
| | Note: | | | | | | |
| **Tuesday** | Before | After | Before | After | Before | After | Before |
| | | | | | | | |
| **Wednesday** | Before | After | Before | After | Before | After | Before |
| | | | | | | | |
| **Thursday** | Before | After | Before | After | Before | After | Before |
| | | | | | | | |
| **Friday** | Before | After | Before | After | Before | After | Before |
| | | | | | | | |
| **Saturday** | Before | After | Before | After | Before | After | Before |
| | | | | | | | |
| **Sunday** | Before | After | Before | After | Before | After | Before |
| | | | | | | | |

# Week of:______

| Day | Breakfast | | Lunch | | Dinner | | Bedtime |
|---|---|---|---|---|---|---|---|
| | Before | After | Before | After | Before | After | Before |
| **Monday** | | | | | | | |
| | Note: | | | | | | |
| **Tuesday** | Before | After | Before | After | Before | After | Before |
| | | | | | | | |
| **Wednesday** | Before | After | Before | After | Before | After | Before |
| | | | | | | | |
| **Thursday** | Before | After | Before | After | Before | After | Before |
| | | | | | | | |
| **Friday** | Before | After | Before | After | Before | After | Before |
| | | | | | | | |
| **Saturday** | Before | After | Before | After | Before | After | Before |
| | | | | | | | |
| **Sunday** | Before | After | Before | After | Before | After | Before |
| | | | | | | | |

# Week of:______

| Day | Breakfast | | Lunch | | Dinner | | Bedtime |
|---|---|---|---|---|---|---|---|
| | Before | After | Before | After | Before | After | Before |
| **Monday** | | | | | | | |
| Note: | | | | | | | |
| **Tuesday** | Before | After | Before | After | Before | After | Before |
| | | | | | | | |
| **Wednesday** | Before | After | Before | After | Before | After | Before |
| | | | | | | | |
| **Thursday** | Before | After | Before | After | Before | After | Before |
| | | | | | | | |
| **Friday** | Before | After | Before | After | Before | After | Before |
| | | | | | | | |
| **Saturday** | Before | After | Before | After | Before | After | Before |
| | | | | | | | |
| **Sunday** | Before | After | Before | After | Before | After | Before |
| | | | | | | | |

# Week of:______

| Day | Breakfast | | Lunch | | Dinner | | Bedtime |
|---|---|---|---|---|---|---|---|
| | Before | After | Before | After | Before | After | Before |
| **Monday** | | | | | | | |
| | Note: | | | | | | |
| **Tuesday** | Before | After | Before | After | Before | After | Before |
| | | | | | | | |
| **Wednesday** | Before | After | Before | After | Before | After | Before |
| | | | | | | | |
| **Thursday** | Before | After | Before | After | Before | After | Before |
| | | | | | | | |
| **Friday** | Before | After | Before | After | Before | After | Before |
| | | | | | | | |
| **Saturday** | Before | After | Before | After | Before | After | Before |
| | | | | | | | |
| **Sunday** | Before | After | Before | After | Before | After | Before |
| | | | | | | | |

# Week of:______

| Day | Breakfast | | Lunch | | Dinner | | Bedtime |
|---|---|---|---|---|---|---|---|
| | Before | After | Before | After | Before | After | Before |
| Monday | | | | | | | |
| | Note: | | | | | | |
| | Before | After | Before | After | Before | After | Before |
| Tuesday | | | | | | | |
| | Before | After | Before | After | Before | After | Before |
| Wednesday | | | | | | | |
| | Before | After | Before | After | Before | After | Before |
| Thursday | | | | | | | |
| | Before | After | Before | After | Before | After | Before |
| Friday | | | | | | | |
| | Before | After | Before | After | Before | After | Before |
| Saturday | | | | | | | |
| | Before | After | Before | After | Before | After | Before |
| Sunday | | | | | | | |

# Week of:______

| Day | Breakfast | | Lunch | | Dinner | | Bedtime |
| --- | --- | --- | --- | --- | --- | --- | --- |
| | Before | After | Before | After | Before | After | Before |
| **Monday** | | | | | | | |
| | Note: | | | | | | |
| | Before | After | Before | After | Before | After | Before |
| **Tuesday** | | | | | | | |
| | Before | After | Before | After | Before | After | Before |
| **Wednesday** | | | | | | | |
| | Before | After | Before | After | Before | After | Before |
| **Thursday** | | | | | | | |
| | Before | After | Before | After | Before | After | Before |
| **Friday** | | | | | | | |
| | Before | After | Before | After | Before | After | Before |
| **Saturday** | | | | | | | |
| | Before | After | Before | After | Before | After | Before |
| **Sunday** | | | | | | | |

# Week of:______

| Day | Breakfast | | Lunch | | Dinner | | Bedtime |
|---|---|---|---|---|---|---|---|
| | Before | After | Before | After | Before | After | Before |
| **Monday** | | | | | | | |
| Note: | | | | | | | |
| | Before | After | Before | After | Before | After | Before |
| **Tuesday** | | | | | | | |
| | Before | After | Before | After | Before | After | Before |
| **Wednesday** | | | | | | | |
| | Before | After | Before | After | Before | After | Before |
| **Thursday** | | | | | | | |
| | Before | After | Before | After | Before | After | Before |
| **Friday** | | | | | | | |
| | Before | After | Before | After | Before | After | Before |
| **Saturday** | | | | | | | |
| | Before | After | Before | After | Before | After | Before |
| **Sunday** | | | | | | | |

# Week of:______

| Day | Breakfast | | Lunch | | Dinner | | Bedtime |
| --- | --- | --- | --- | --- | --- | --- | --- |
| | Before | After | Before | After | Before | After | Before |
| **Monday** | | | | | | | |
| | Note: | | | | | | |
| | Before | After | Before | After | Before | After | Before |
| **Tuesday** | | | | | | | |
| | Before | After | Before | After | Before | After | Before |
| **Wednesday** | | | | | | | |
| | Before | After | Before | After | Before | After | Before |
| **Thursday** | | | | | | | |
| | Before | After | Before | After | Before | After | Before |
| **Friday** | | | | | | | |
| | Before | After | Before | After | Before | After | Before |
| **Saturday** | | | | | | | |
| | Before | After | Before | After | Before | After | Before |
| **Sunday** | | | | | | | |

# Week of:______

| Day | Breakfast | | Lunch | | Dinner | | Bedtime |
| --- | --- | --- | --- | --- | --- | --- | --- |
| | Before | After | Before | After | Before | After | Before |
| Monday | | | | | | | |
| Note: | | | | | | | |
| Tuesday | Before | After | Before | After | Before | After | Before |
| | | | | | | | |
| Wednesday | Before | After | Before | After | Before | After | Before |
| | | | | | | | |
| Thursday | Before | After | Before | After | Before | After | Before |
| | | | | | | | |
| Friday | Before | After | Before | After | Before | After | Before |
| | | | | | | | |
| Saturday | Before | After | Before | After | Before | After | Before |
| | | | | | | | |
| Sunday | Before | After | Before | After | Before | After | Before |
| | | | | | | | |

# Week of:______

| Day | Breakfast | | Lunch | | Dinner | | Bedtime |
| --- | --- | --- | --- | --- | --- | --- | --- |
| | Before | After | Before | After | Before | After | Before |
| **Monday** | | | | | | | |
| | Note: | | | | | | |
| **Tuesday** | Before | After | Before | After | Before | After | Before |
| | | | | | | | |
| **Wednesday** | Before | After | Before | After | Before | After | Before |
| | | | | | | | |
| **Thursday** | Before | After | Before | After | Before | After | Before |
| | | | | | | | |
| **Friday** | Before | After | Before | After | Before | After | Before |
| | | | | | | | |
| **Saturday** | Before | After | Before | After | Before | After | Before |
| | | | | | | | |
| **Sunday** | Before | After | Before | After | Before | After | Before |
| | | | | | | | |

# Week of:______

| Day | Breakfast | | Lunch | | Dinner | | Bedtime |
|---|---|---|---|---|---|---|---|
| | Before | After | Before | After | Before | After | Before |
| **Monday** | | | | | | | |
| Note: | | | | | | | |
| | Before | After | Before | After | Before | After | Before |
| **Tuesday** | | | | | | | |
| | Before | After | Before | After | Before | After | Before |
| **Wednesday** | | | | | | | |
| | Before | After | Before | After | Before | After | Before |
| **Thursday** | | | | | | | |
| | Before | After | Before | After | Before | After | Before |
| **Friday** | | | | | | | |
| | Before | After | Before | After | Before | After | Before |
| **Saturday** | | | | | | | |
| | Before | After | Before | After | Before | After | Before |
| **Sunday** | | | | | | | |

# Week of:______

| Day | Breakfast | | Lunch | | Dinner | | Bedtime |
|---|---|---|---|---|---|---|---|
| | Before | After | Before | After | Before | After | Before |
| **Monday** | | | | | | | |
| | Note: | | | | | | |
| **Tuesday** | Before | After | Before | After | Before | After | Before |
| | | | | | | | |
| **Wednesday** | Before | After | Before | After | Before | After | Before |
| | | | | | | | |
| **Thursday** | Before | After | Before | After | Before | After | Before |
| | | | | | | | |
| **Friday** | Before | After | Before | After | Before | After | Before |
| | | | | | | | |
| **Saturday** | Before | After | Before | After | Before | After | Before |
| | | | | | | | |
| **Sunday** | Before | After | Before | After | Before | After | Before |
| | | | | | | | |

# Week of:_______

| Day | Breakfast | | Lunch | | Dinner | | Bedtime |
|---|---|---|---|---|---|---|---|
| | Before | After | Before | After | Before | After | Before |
| **Monday** | | | | | | | |
| Note: | | | | | | | |
| | Before | After | Before | After | Before | After | Before |
| **Tuesday** | | | | | | | |
| | | | | | | | |
| | Before | After | Before | After | Before | After | Before |
| **Wednesday** | | | | | | | |
| | | | | | | | |
| | Before | After | Before | After | Before | After | Before |
| **Thursday** | | | | | | | |
| | | | | | | | |
| | Before | After | Before | After | Before | After | Before |
| **Friday** | | | | | | | |
| | | | | | | | |
| | Before | After | Before | After | Before | After | Before |
| **Saturday** | | | | | | | |
| | | | | | | | |
| | Before | After | Before | After | Before | After | Before |
| **Sunday** | | | | | | | |
| | | | | | | | |

# Week of:______

| Day | Breakfast | | Lunch | | Dinner | | Bedtime |
| --- | --- | --- | --- | --- | --- | --- | --- |
| | Before | After | Before | After | Before | After | Before |
| **Monday** | | | | | | | |
| Note: | | | | | | | |
| **Tuesday** | Before | After | Before | After | Before | After | Before |
| | | | | | | | |
| **Wednesday** | Before | After | Before | After | Before | After | Before |
| | | | | | | | |
| **Thursday** | Before | After | Before | After | Before | After | Before |
| | | | | | | | |
| **Friday** | Before | After | Before | After | Before | After | Before |
| | | | | | | | |
| **Saturday** | Before | After | Before | After | Before | After | Before |
| | | | | | | | |
| **Sunday** | Before | After | Before | After | Before | After | Before |
| | | | | | | | |

# Week of:______

| Day | Breakfast | | Lunch | | Dinner | | Bedtime |
|---|---|---|---|---|---|---|---|
| | Before | After | Before | After | Before | After | Before |
| **Monday** | | | | | | | |
| | Note: | | | | | | |
| | Before | After | Before | After | Before | After | Before |
| **Tuesday** | | | | | | | |
| | Before | After | Before | After | Before | After | Before |
| **Wednesday** | | | | | | | |
| | Before | After | Before | After | Before | After | Before |
| **Thursday** | | | | | | | |
| | Before | After | Before | After | Before | After | Before |
| **Friday** | | | | | | | |
| | Before | After | Before | After | Before | After | Before |
| **Saturday** | | | | | | | |
| | Before | After | Before | After | Before | After | Before |
| **Sunday** | | | | | | | |

# Week of:______

| Day | Breakfast | | Lunch | | Dinner | | Bedtime |
|---|---|---|---|---|---|---|---|
| | **Before** | **After** | **Before** | **After** | **Before** | **After** | **Before** |
| **Monday** | | | | | | | |
| | Note: | | | | | | |
| **Tuesday** | **Before** | **After** | **Before** | **After** | **Before** | **After** | **Before** |
| | | | | | | | |
| **Wednesday** | **Before** | **After** | **Before** | **After** | **Before** | **After** | **Before** |
| | | | | | | | |
| **Thursday** | **Before** | **After** | **Before** | **After** | **Before** | **After** | **Before** |
| | | | | | | | |
| **Friday** | **Before** | **After** | **Before** | **After** | **Before** | **After** | **Before** |
| | | | | | | | |
| **Saturday** | **Before** | **After** | **Before** | **After** | **Before** | **After** | **Before** |
| | | | | | | | |
| **Sunday** | **Before** | **After** | **Before** | **After** | **Before** | **After** | **Before** |
| | | | | | | | |

# Week of:______

| Day | Breakfast | | Lunch | | Dinner | | Bedtime |
|---|---|---|---|---|---|---|---|
| | Before | After | Before | After | Before | After | Before |
| **Monday** | | | | | | | |
| | Note: | | | | | | |
| | Before | After | Before | After | Before | After | Before |
| **Tuesday** | | | | | | | |
| | Before | After | Before | After | Before | After | Before |
| **Wednesday** | | | | | | | |
| | Before | After | Before | After | Before | After | Before |
| **Thursday** | | | | | | | |
| | Before | After | Before | After | Before | After | Before |
| **Friday** | | | | | | | |
| | Before | After | Before | After | Before | After | Before |
| **Saturday** | | | | | | | |
| | Before | After | Before | After | Before | After | Before |
| **Sunday** | | | | | | | |

# Week of:______

| Day | Breakfast | | Lunch | | Dinner | | Bedtime |
| --- | --- | --- | --- | --- | --- | --- | --- |
| | Before | After | Before | After | Before | After | Before |
| **Monday** | | | | | | | |
| | Note: | | | | | | |
| | Before | After | Before | After | Before | After | Before |
| **Tuesday** | | | | | | | |
| | Before | After | Before | After | Before | After | Before |
| **Wednesday** | | | | | | | |
| | Before | After | Before | After | Before | After | Before |
| **Thursday** | | | | | | | |
| | Before | After | Before | After | Before | After | Before |
| **Friday** | | | | | | | |
| | Before | After | Before | After | Before | After | Before |
| **Saturday** | | | | | | | |
| | Before | After | Before | After | Before | After | Before |
| **Sunday** | | | | | | | |

# Week of:______

| Day | Breakfast | | Lunch | | Dinner | | Bedtime |
|---|---|---|---|---|---|---|---|
| | Before | After | Before | After | Before | After | Before |
| **Monday** | | | | | | | |
| Note: | | | | | | | |
| | Before | After | Before | After | Before | After | Before |
| **Tuesday** | | | | | | | |
| | Before | After | Before | After | Before | After | Before |
| **Wednesday** | | | | | | | |
| | Before | After | Before | After | Before | After | Before |
| **Thursday** | | | | | | | |
| | Before | After | Before | After | Before | After | Before |
| **Friday** | | | | | | | |
| | Before | After | Before | After | Before | After | Before |
| **Saturday** | | | | | | | |
| | Before | After | Before | After | Before | After | Before |
| **Sunday** | | | | | | | |

# Week of:______

| Day | Breakfast | | Lunch | | Dinner | | Bedtime |
|---|---|---|---|---|---|---|---|
| | Before | After | Before | After | Before | After | Before |
| **Monday** | | | | | | | |
| | Note: | | | | | | |
| | Before | After | Before | After | Before | After | Before |
| **Tuesday** | | | | | | | |
| | Before | After | Before | After | Before | After | Before |
| **Wednesday** | | | | | | | |
| | Before | After | Before | After | Before | After | Before |
| **Thursday** | | | | | | | |
| | Before | After | Before | After | Before | After | Before |
| **Friday** | | | | | | | |
| | Before | After | Before | After | Before | After | Before |
| **Saturday** | | | | | | | |
| | Before | After | Before | After | Before | After | Before |
| **Sunday** | | | | | | | |

# Week of:______

| Day | Breakfast | | Lunch | | Dinner | | Bedtime |
| --- | --- | --- | --- | --- | --- | --- | --- |
| | Before | After | Before | After | Before | After | Before |
| **Monday** | | | | | | | |
| Note: | | | | | | | |
| | Before | After | Before | After | Before | After | Before |
| **Tuesday** | | | | | | | |
| | Before | After | Before | After | Before | After | Before |
| **Wednesday** | | | | | | | |
| | Before | After | Before | After | Before | After | Before |
| **Thursday** | | | | | | | |
| | Before | After | Before | After | Before | After | Before |
| **Friday** | | | | | | | |
| | Before | After | Before | After | Before | After | Before |
| **Saturday** | | | | | | | |
| | Before | After | Before | After | Before | After | Before |
| **Sunday** | | | | | | | |

# Week of:______

| Day | Breakfast | | Lunch | | Dinner | | Bedtime |
| --- | --- | --- | --- | --- | --- | --- | --- |
| | Before | After | Before | After | Before | After | Before |
| **Monday** | | | | | | | |
| Note: | | | | | | | |
| | Before | After | Before | After | Before | After | Before |
| **Tuesday** | | | | | | | |
| | Before | After | Before | After | Before | After | Before |
| **Wednesday** | | | | | | | |
| | Before | After | Before | After | Before | After | Before |
| **Thursday** | | | | | | | |
| | Before | After | Before | After | Before | After | Before |
| **Friday** | | | | | | | |
| | Before | After | Before | After | Before | After | Before |
| **Saturday** | | | | | | | |
| | Before | After | Before | After | Before | After | Before |
| **Sunday** | | | | | | | |

# Week of:______

| Day | Breakfast | | Lunch | | Dinner | | Bedtime |
| --- | --- | --- | --- | --- | --- | --- | --- |
| | Before | After | Before | After | Before | After | Before |
| **Monday** | | | | | | | |
| | Note: | | | | | | |
| **Tuesday** | Before | After | Before | After | Before | After | Before |
| | | | | | | | |
| **Wednesday** | Before | After | Before | After | Before | After | Before |
| | | | | | | | |
| **Thursday** | Before | After | Before | After | Before | After | Before |
| | | | | | | | |
| **Friday** | Before | After | Before | After | Before | After | Before |
| | | | | | | | |
| **Saturday** | Before | After | Before | After | Before | After | Before |
| | | | | | | | |
| **Sunday** | Before | After | Before | After | Before | After | Before |
| | | | | | | | |

# Week of:______

| Day | Breakfast | | Lunch | | Dinner | | Bedtime |
|---|---|---|---|---|---|---|---|
| | Before | After | Before | After | Before | After | Before |
| **Monday** | | | | | | | |
| | Note: | | | | | | |
| **Tuesday** | Before | After | Before | After | Before | After | Before |
| | | | | | | | |
| **Wednesday** | Before | After | Before | After | Before | After | Before |
| | | | | | | | |
| **Thursday** | Before | After | Before | After | Before | After | Before |
| | | | | | | | |
| **Friday** | Before | After | Before | After | Before | After | Before |
| | | | | | | | |
| **Saturday** | Before | After | Before | After | Before | After | Before |
| | | | | | | | |
| **Sunday** | Before | After | Before | After | Before | After | Before |
| | | | | | | | |

# Week of:______

| Day | Breakfast | | Lunch | | Dinner | | Bedtime |
|---|---|---|---|---|---|---|---|
| | Before | After | Before | After | Before | After | Before |
| **Monday** | | | | | | | |
| | Note: | | | | | | |
| **Tuesday** | Before | After | Before | After | Before | After | Before |
| | | | | | | | |
| **Wednesday** | Before | After | Before | After | Before | After | Before |
| | | | | | | | |
| **Thursday** | Before | After | Before | After | Before | After | Before |
| | | | | | | | |
| **Friday** | Before | After | Before | After | Before | After | Before |
| | | | | | | | |
| **Saturday** | Before | After | Before | After | Before | After | Before |
| | | | | | | | |
| **Sunday** | Before | After | Before | After | Before | After | Before |
| | | | | | | | |

# Week of:______

| Day | Breakfast | | Lunch | | Dinner | | Bedtime |
|---|---|---|---|---|---|---|---|
| | Before | After | Before | After | Before | After | Before |
| **Monday** | | | | | | | |
| | Note: | | | | | | |
| | Before | After | Before | After | Before | After | Before |
| **Tuesday** | | | | | | | |
| | | | | | | | |
| | Before | After | Before | After | Before | After | Before |
| **Wednesday** | | | | | | | |
| | | | | | | | |
| | Before | After | Before | After | Before | After | Before |
| **Thursday** | | | | | | | |
| | | | | | | | |
| | Before | After | Before | After | Before | After | Before |
| **Friday** | | | | | | | |
| | | | | | | | |
| | Before | After | Before | After | Before | After | Before |
| **Saturday** | | | | | | | |
| | | | | | | | |
| | Before | After | Before | After | Before | After | Before |
| **Sunday** | | | | | | | |
| | | | | | | | |

# Week of:______

| Day | Breakfast | | Lunch | | Dinner | | Bedtime |
|---|---|---|---|---|---|---|---|
| | Before | After | Before | After | Before | After | Before |
| Monday | | | | | | | |
| Note: | | | | | | | |
| Tuesday | Before | After | Before | After | Before | After | Before |
| | | | | | | | |
| Wednesday | Before | After | Before | After | Before | After | Before |
| | | | | | | | |
| Thursday | Before | After | Before | After | Before | After | Before |
| | | | | | | | |
| Friday | Before | After | Before | After | Before | After | Before |
| | | | | | | | |
| Saturday | Before | After | Before | After | Before | After | Before |
| | | | | | | | |
| Sunday | Before | After | Before | After | Before | After | Before |
| | | | | | | | |

# Week of:_______

| Day | Breakfast | | Lunch | | Dinner | | Bedtime |
|---|---|---|---|---|---|---|---|
| | Before | After | Before | After | Before | After | Before |
| **Monday** | | | | | | | |
| | Note: | | | | | | |
| **Tuesday** | Before | After | Before | After | Before | After | Before |
| | | | | | | | |
| **Wednesday** | Before | After | Before | After | Before | After | Before |
| | | | | | | | |
| **Thursday** | Before | After | Before | After | Before | After | Before |
| | | | | | | | |
| **Friday** | Before | After | Before | After | Before | After | Before |
| | | | | | | | |
| **Saturday** | Before | After | Before | After | Before | After | Before |
| | | | | | | | |
| **Sunday** | Before | After | Before | After | Before | After | Before |
| | | | | | | | |

# Week of:______

| Day | Breakfast | | Lunch | | Dinner | | Bedtime |
|---|---|---|---|---|---|---|---|
| | Before | After | Before | After | Before | After | Before |
| **Monday** | | | | | | | |
| | Note: | | | | | | |
| **Tuesday** | Before | After | Before | After | Before | After | Before |
| | | | | | | | |
| **Wednesday** | Before | After | Before | After | Before | After | Before |
| | | | | | | | |
| **Thursday** | Before | After | Before | After | Before | After | Before |
| | | | | | | | |
| **Friday** | Before | After | Before | After | Before | After | Before |
| | | | | | | | |
| **Saturday** | Before | After | Before | After | Before | After | Before |
| | | | | | | | |
| **Sunday** | Before | After | Before | After | Before | After | Before |
| | | | | | | | |

# Week of:______

| Day | Breakfast | | Lunch | | Dinner | | Bedtime |
| --- | --- | --- | --- | --- | --- | --- | --- |
| | Before | After | Before | After | Before | After | Before |
| **Monday** | | | | | | | |
| Note: | | | | | | | |
| **Tuesday** | Before | After | Before | After | Before | After | Before |
| | | | | | | | |
| **Wednesday** | Before | After | Before | After | Before | After | Before |
| | | | | | | | |
| **Thursday** | Before | After | Before | After | Before | After | Before |
| | | | | | | | |
| **Friday** | Before | After | Before | After | Before | After | Before |
| | | | | | | | |
| **Saturday** | Before | After | Before | After | Before | After | Before |
| | | | | | | | |
| **Sunday** | Before | After | Before | After | Before | After | Before |
| | | | | | | | |

# Week of:______

| Day | Breakfast | | Lunch | | Dinner | | Bedtime |
|---|---|---|---|---|---|---|---|
| | Before | After | Before | After | Before | After | Before |
| **Monday** | | | | | | | |
| Note: | | | | | | | |
| **Tuesday** | Before | After | Before | After | Before | After | Before |
| | | | | | | | |
| **Wednesday** | Before | After | Before | After | Before | After | Before |
| | | | | | | | |
| **Thursday** | Before | After | Before | After | Before | After | Before |
| | | | | | | | |
| **Friday** | Before | After | Before | After | Before | After | Before |
| | | | | | | | |
| **Saturday** | Before | After | Before | After | Before | After | Before |
| | | | | | | | |
| **Sunday** | Before | After | Before | After | Before | After | Before |
| | | | | | | | |

# Week of:______

| Day | Breakfast | | Lunch | | Dinner | | Bedtime |
| --- | --- | --- | --- | --- | --- | --- | --- |
| | Before | After | Before | After | Before | After | Before |
| **Monday** | | | | | | | |
| | Note: | | | | | | |
| | Before | After | Before | After | Before | After | Before |
| **Tuesday** | | | | | | | |
| | Before | After | Before | After | Before | After | Before |
| **Wednesday** | | | | | | | |
| | Before | After | Before | After | Before | After | Before |
| **Thursday** | | | | | | | |
| | Before | After | Before | After | Before | After | Before |
| **Friday** | | | | | | | |
| | Before | After | Before | After | Before | After | Before |
| **Saturday** | | | | | | | |
| | Before | After | Before | After | Before | After | Before |
| **Sunday** | | | | | | | |

# Week of:______

| Day | Breakfast | | Lunch | | Dinner | | Bedtime |
| --- | --- | --- | --- | --- | --- | --- | --- |
| | Before | After | Before | After | Before | After | Before |
| **Monday** | | | | | | | |
| | Note: | | | | | | |
| | Before | After | Before | After | Before | After | Before |
| **Tuesday** | | | | | | | |
| | | | | | | | |
| | Before | After | Before | After | Before | After | Before |
| **Wednesday** | | | | | | | |
| | | | | | | | |
| | Before | After | Before | After | Before | After | Before |
| **Thursday** | | | | | | | |
| | | | | | | | |
| | Before | After | Before | After | Before | After | Before |
| **Friday** | | | | | | | |
| | | | | | | | |
| | Before | After | Before | After | Before | After | Before |
| **Saturday** | | | | | | | |
| | | | | | | | |
| | Before | After | Before | After | Before | After | Before |
| **Sunday** | | | | | | | |
| | | | | | | | |

# Week of:______

| Day | Breakfast | | Lunch | | Dinner | | Bedtime |
|---|---|---|---|---|---|---|---|
| | Before | After | Before | After | Before | After | Before |
| **Monday** | | | | | | | |
| Note: | | | | | | | |
| **Tuesday** | Before | After | Before | After | Before | After | Before |
| | | | | | | | |
| **Wednesday** | Before | After | Before | After | Before | After | Before |
| | | | | | | | |
| **Thursday** | Before | After | Before | After | Before | After | Before |
| | | | | | | | |
| **Friday** | Before | After | Before | After | Before | After | Before |
| | | | | | | | |
| **Saturday** | Before | After | Before | After | Before | After | Before |
| | | | | | | | |
| **Sunday** | Before | After | Before | After | Before | After | Before |
| | | | | | | | |

# Week of:______

| Day | Breakfast | | Lunch | | Dinner | | Bedtime |
|---|---|---|---|---|---|---|---|
| | Before | After | Before | After | Before | After | Before |
| **Monday** | | | | | | | |
| Note: | | | | | | | |
| | Before | After | Before | After | Before | After | Before |
| **Tuesday** | | | | | | | |
| | Before | After | Before | After | Before | After | Before |
| **Wednesday** | | | | | | | |
| | Before | After | Before | After | Before | After | Before |
| **Thursday** | | | | | | | |
| | Before | After | Before | After | Before | After | Before |
| **Friday** | | | | | | | |
| | Before | After | Before | After | Before | After | Before |
| **Saturday** | | | | | | | |
| | Before | After | Before | After | Before | After | Before |
| **Sunday** | | | | | | | |

# Week of:______

| Day | Breakfast | | Lunch | | Dinner | | Bedtime |
|---|---|---|---|---|---|---|---|
| | Before | After | Before | After | Before | After | Before |
| **Monday** | | | | | | | |
| Note: | | | | | | | |
| **Tuesday** | Before | After | Before | After | Before | After | Before |
| | | | | | | | |
| **Wednesday** | Before | After | Before | After | Before | After | Before |
| | | | | | | | |
| **Thursday** | Before | After | Before | After | Before | After | Before |
| | | | | | | | |
| **Friday** | Before | After | Before | After | Before | After | Before |
| | | | | | | | |
| **Saturday** | Before | After | Before | After | Before | After | Before |
| | | | | | | | |
| **Sunday** | Before | After | Before | After | Before | After | Before |
| | | | | | | | |

# Week of:_______

| Day | Breakfast | | Lunch | | Dinner | | Bedtime |
| --- | --- | --- | --- | --- | --- | --- | --- |
| | Before | After | Before | After | Before | After | Before |
| **Monday** | | | | | | | |
| | Note: | | | | | | |
| | Before | After | Before | After | Before | After | Before |
| **Tuesday** | | | | | | | |
| | | | | | | | |
| | Before | After | Before | After | Before | After | Before |
| **Wednesday** | | | | | | | |
| | | | | | | | |
| | Before | After | Before | After | Before | After | Before |
| **Thursday** | | | | | | | |
| | | | | | | | |
| | Before | After | Before | After | Before | After | Before |
| **Friday** | | | | | | | |
| | | | | | | | |
| | Before | After | Before | After | Before | After | Before |
| **Saturday** | | | | | | | |
| | | | | | | | |
| | Before | After | Before | After | Before | After | Before |
| **Sunday** | | | | | | | |
| | | | | | | | |

# Week of:______

| Day | Breakfast | | Lunch | | Dinner | | Bedtime |
| --- | --- | --- | --- | --- | --- | --- | --- |
| | Before | After | Before | After | Before | After | Before |
| **Monday** | | | | | | | |
| | Note: | | | | | | |
| **Tuesday** | Before | After | Before | After | Before | After | Before |
| | | | | | | | |
| **Wednesday** | Before | After | Before | After | Before | After | Before |
| | | | | | | | |
| **Thursday** | Before | After | Before | After | Before | After | Before |
| | | | | | | | |
| **Friday** | Before | After | Before | After | Before | After | Before |
| | | | | | | | |
| **Saturday** | Before | After | Before | After | Before | After | Before |
| | | | | | | | |
| **Sunday** | Before | After | Before | After | Before | After | Before |
| | | | | | | | |

# Week of:______

| Day | Breakfast | | Lunch | | Dinner | | Bedtime |
|---|---|---|---|---|---|---|---|
| **Monday** | Before | After | Before | After | Before | After | Before |
| | | | | | | | |
| | Note: | | | | | | |
| **Tuesday** | Before | After | Before | After | Before | After | Before |
| | | | | | | | |
| | | | | | | | |
| **Wednesday** | Before | After | Before | After | Before | After | Before |
| | | | | | | | |
| | | | | | | | |
| **Thursday** | Before | After | Before | After | Before | After | Before |
| | | | | | | | |
| | | | | | | | |
| **Friday** | Before | After | Before | After | Before | After | Before |
| | | | | | | | |
| | | | | | | | |
| **Saturday** | Before | After | Before | After | Before | After | Before |
| | | | | | | | |
| | | | | | | | |
| **Sunday** | Before | After | Before | After | Before | After | Before |
| | | | | | | | |
| | | | | | | | |

# Week of:______

| Day | Breakfast | | Lunch | | Dinner | | Bedtime |
|---|---|---|---|---|---|---|---|
| | Before | After | Before | After | Before | After | Before |
| Monday | | | | | | | |
| Note: | | | | | | | |
| | Before | After | Before | After | Before | After | Before |
| Tuesday | | | | | | | |
| | Before | After | Before | After | Before | After | Before |
| Wednesday | | | | | | | |
| | Before | After | Before | After | Before | After | Before |
| Thursday | | | | | | | |
| | Before | After | Before | After | Before | After | Before |
| Friday | | | | | | | |
| | Before | After | Before | After | Before | After | Before |
| Saturday | | | | | | | |
| | Before | After | Before | After | Before | After | Before |
| Sunday | | | | | | | |

# Week of:_______

| Day | Breakfast | | Lunch | | Dinner | | Bedtime |
|---|---|---|---|---|---|---|---|
| | Before | After | Before | After | Before | After | Before |
| **Monday** | | | | | | | |
| Note: | | | | | | | |
| **Tuesday** | Before | After | Before | After | Before | After | Before |
| | | | | | | | |
| **Wednesday** | Before | After | Before | After | Before | After | Before |
| | | | | | | | |
| **Thursday** | Before | After | Before | After | Before | After | Before |
| | | | | | | | |
| **Friday** | Before | After | Before | After | Before | After | Before |
| | | | | | | | |
| **Saturday** | Before | After | Before | After | Before | After | Before |
| | | | | | | | |
| **Sunday** | Before | After | Before | After | Before | After | Before |
| | | | | | | | |

# Week of:______

| Day | Breakfast | | Lunch | | Dinner | | Bedtime |
|---|---|---|---|---|---|---|---|
| | Before | After | Before | After | Before | After | Before |
| **Monday** | | | | | | | |
| Note: | | | | | | | |
| **Tuesday** | Before | After | Before | After | Before | After | Before |
| | | | | | | | |
| **Wednesday** | Before | After | Before | After | Before | After | Before |
| | | | | | | | |
| **Thursday** | Before | After | Before | After | Before | After | Before |
| | | | | | | | |
| **Friday** | Before | After | Before | After | Before | After | Before |
| | | | | | | | |
| **Saturday** | Before | After | Before | After | Before | After | Before |
| | | | | | | | |
| **Sunday** | Before | After | Before | After | Before | After | Before |
| | | | | | | | |

# Week of:______

| Day | Breakfast | | Lunch | | Dinner | | Bedtime |
|---|---|---|---|---|---|---|---|
| | Before | After | Before | After | Before | After | Before |
| **Monday** | | | | | | | |
| Note: | | | | | | | |
| **Tuesday** | Before | After | Before | After | Before | After | Before |
| | | | | | | | |
| **Wednesday** | Before | After | Before | After | Before | After | Before |
| | | | | | | | |
| **Thursday** | Before | After | Before | After | Before | After | Before |
| | | | | | | | |
| **Friday** | Before | After | Before | After | Before | After | Before |
| | | | | | | | |
| **Saturday** | Before | After | Before | After | Before | After | Before |
| | | | | | | | |
| **Sunday** | Before | After | Before | After | Before | After | Before |
| | | | | | | | |

# Week of:______

| Day | Breakfast | | Lunch | | Dinner | | Bedtime |
| --- | --- | --- | --- | --- | --- | --- | --- |
| | Before | After | Before | After | Before | After | Before |
| **Monday** | | | | | | | |
| Note: | | | | | | | |
| | Before | After | Before | After | Before | After | Before |
| **Tuesday** | | | | | | | |
| | | | | | | | |
| | Before | After | Before | After | Before | After | Before |
| **Wednesday** | | | | | | | |
| | | | | | | | |
| | Before | After | Before | After | Before | After | Before |
| **Thursday** | | | | | | | |
| | | | | | | | |
| | Before | After | Before | After | Before | After | Before |
| **Friday** | | | | | | | |
| | | | | | | | |
| | Before | After | Before | After | Before | After | Before |
| **Saturday** | | | | | | | |
| | | | | | | | |
| | Before | After | Before | After | Before | After | Before |
| **Sunday** | | | | | | | |
| | | | | | | | |

# Week of:______

| Day | Breakfast | | Lunch | | Dinner | | Bedtime |
| --- | --- | --- | --- | --- | --- | --- | --- |
| | Before | After | Before | After | Before | After | Before |
| **Monday** | | | | | | | |
| | Note: | | | | | | |
| | Before | After | Before | After | Before | After | Before |
| **Tuesday** | | | | | | | |
| | Before | After | Before | After | Before | After | Before |
| **Wednesday** | | | | | | | |
| | Before | After | Before | After | Before | After | Before |
| **Thursday** | | | | | | | |
| | Before | After | Before | After | Before | After | Before |
| **Friday** | | | | | | | |
| | Before | After | Before | After | Before | After | Before |
| **Saturday** | | | | | | | |
| | Before | After | Before | After | Before | After | Before |
| **Sunday** | | | | | | | |

# Week of:______

| Day | Breakfast | | Lunch | | Dinner | | Bedtime |
|---|---|---|---|---|---|---|---|
| | Before | After | Before | After | Before | After | Before |
| **Monday** | | | | | | | |
| | Note: | | | | | | |
| **Tuesday** | Before | After | Before | After | Before | After | Before |
| | | | | | | | |
| **Wednesday** | Before | After | Before | After | Before | After | Before |
| | | | | | | | |
| **Thursday** | Before | After | Before | After | Before | After | Before |
| | | | | | | | |
| **Friday** | Before | After | Before | After | Before | After | Before |
| | | | | | | | |
| **Saturday** | Before | After | Before | After | Before | After | Before |
| | | | | | | | |
| **Sunday** | Before | After | Before | After | Before | After | Before |
| | | | | | | | |

# Week of:_______

| Day | Breakfast | | Lunch | | Dinner | | Bedtime |
|---|---|---|---|---|---|---|---|
| | Before | After | Before | After | Before | After | Before |
| **Monday** | | | | | | | |
| | Note: | | | | | | |
| **Tuesday** | Before | After | Before | After | Before | After | Before |
| | | | | | | | |
| **Wednesday** | Before | After | Before | After | Before | After | Before |
| | | | | | | | |
| **Thursday** | Before | After | Before | After | Before | After | Before |
| | | | | | | | |
| **Friday** | Before | After | Before | After | Before | After | Before |
| | | | | | | | |
| **Saturday** | Before | After | Before | After | Before | After | Before |
| | | | | | | | |
| **Sunday** | Before | After | Before | After | Before | After | Before |
| | | | | | | | |

# Week of:______

| Day | Breakfast | | Lunch | | Dinner | | Bedtime |
|---|---|---|---|---|---|---|---|
| | Before | After | Before | After | Before | After | Before |
| **Monday** | | | | | | | |
| | Note: | | | | | | |
| | Before | After | Before | After | Before | After | Before |
| **Tuesday** | | | | | | | |
| | Before | After | Before | After | Before | After | Before |
| **Wednesday** | | | | | | | |
| | Before | After | Before | After | Before | After | Before |
| **Thursday** | | | | | | | |
| | Before | After | Before | After | Before | After | Before |
| **Friday** | | | | | | | |
| | Before | After | Before | After | Before | After | Before |
| **Saturday** | | | | | | | |
| | Before | After | Before | After | Before | After | Before |
| **Sunday** | | | | | | | |

# Week of:________

| Day | Breakfast | | Lunch | | Dinner | | Bedtime |
|---|---|---|---|---|---|---|---|
| | Before | After | Before | After | Before | After | Before |
| **Monday** | | | | | | | |
| Note: | | | | | | | |
| | Before | After | Before | After | Before | After | Before |
| **Tuesday** | | | | | | | |
| | Before | After | Before | After | Before | After | Before |
| **Wednesday** | | | | | | | |
| | Before | After | Before | After | Before | After | Before |
| **Thursday** | | | | | | | |
| | Before | After | Before | After | Before | After | Before |
| **Friday** | | | | | | | |
| | Before | After | Before | After | Before | After | Before |
| **Saturday** | | | | | | | |
| | Before | After | Before | After | Before | After | Before |
| **Sunday** | | | | | | | |

# Week of:______

| Day | Breakfast | | Lunch | | Dinner | | Bedtime |
|---|---|---|---|---|---|---|---|
| | Before | After | Before | After | Before | After | Before |
| **Monday** | | | | | | | |
| Note: | | | | | | | |
| | Before | After | Before | After | Before | After | Before |
| **Tuesday** | | | | | | | |
| | Before | After | Before | After | Before | After | Before |
| **Wednesday** | | | | | | | |
| | Before | After | Before | After | Before | After | Before |
| **Thursday** | | | | | | | |
| | Before | After | Before | After | Before | After | Before |
| **Friday** | | | | | | | |
| | Before | After | Before | After | Before | After | Before |
| **Saturday** | | | | | | | |
| | Before | After | Before | After | Before | After | Before |
| **Sunday** | | | | | | | |

# Week of:______

| Day | Breakfast | | Lunch | | Dinner | | Bedtime |
|---|---|---|---|---|---|---|---|
| | Before | After | Before | After | Before | After | Before |
| **Monday** | | | | | | | |
| Note: | | | | | | | |
| **Tuesday** | Before | After | Before | After | Before | After | Before |
| | | | | | | | |
| **Wednesday** | Before | After | Before | After | Before | After | Before |
| | | | | | | | |
| **Thursday** | Before | After | Before | After | Before | After | Before |
| | | | | | | | |
| **Friday** | Before | After | Before | After | Before | After | Before |
| | | | | | | | |
| **Saturday** | Before | After | Before | After | Before | After | Before |
| | | | | | | | |
| **Sunday** | Before | After | Before | After | Before | After | Before |
| | | | | | | | |

# Week of:______

| Day | Breakfast | | Lunch | | Dinner | | Bedtime |
|---|---|---|---|---|---|---|---|
| | Before | After | Before | After | Before | After | Before |
| **Monday** | | | | | | | |
| | Note: | | | | | | |
| **Tuesday** | Before | After | Before | After | Before | After | Before |
| | | | | | | | |
| **Wednesday** | Before | After | Before | After | Before | After | Before |
| | | | | | | | |
| **Thursday** | Before | After | Before | After | Before | After | Before |
| | | | | | | | |
| **Friday** | Before | After | Before | After | Before | After | Before |
| | | | | | | | |
| **Saturday** | Before | After | Before | After | Before | After | Before |
| | | | | | | | |
| **Sunday** | Before | After | Before | After | Before | After | Before |
| | | | | | | | |

# Week of:______

| Day | Breakfast | | Lunch | | Dinner | | Bedtime |
|---|---|---|---|---|---|---|---|
| | Before | After | Before | After | Before | After | Before |
| **Monday** | | | | | | | |
| | Note: | | | | | | |
| **Tuesday** | Before | After | Before | After | Before | After | Before |
| | | | | | | | |
| **Wednesday** | Before | After | Before | After | Before | After | Before |
| | | | | | | | |
| **Thursday** | Before | After | Before | After | Before | After | Before |
| | | | | | | | |
| **Friday** | Before | After | Before | After | Before | After | Before |
| | | | | | | | |
| **Saturday** | Before | After | Before | After | Before | After | Before |
| | | | | | | | |
| **Sunday** | Before | After | Before | After | Before | After | Before |
| | | | | | | | |

# Week of:______

| Day | Breakfast | | Lunch | | Dinner | | Bedtime |
| --- | --- | --- | --- | --- | --- | --- | --- |
| | Before | After | Before | After | Before | After | Before |
| **Monday** | | | | | | | |
| | Note: | | | | | | |
| | Before | After | Before | After | Before | After | Before |
| **Tuesday** | | | | | | | |
| | | | | | | | |
| | Before | After | Before | After | Before | After | Before |
| **Wednesday** | | | | | | | |
| | | | | | | | |
| | Before | After | Before | After | Before | After | Before |
| **Thursday** | | | | | | | |
| | | | | | | | |
| | Before | After | Before | After | Before | After | Before |
| **Friday** | | | | | | | |
| | | | | | | | |
| | Before | After | Before | After | Before | After | Before |
| **Saturday** | | | | | | | |
| | | | | | | | |
| | Before | After | Before | After | Before | After | Before |
| **Sunday** | | | | | | | |
| | | | | | | | |

# Week of:______

| Day | Breakfast | | Lunch | | Dinner | | Bedtime |
| --- | --- | --- | --- | --- | --- | --- | --- |
| | Before | After | Before | After | Before | After | Before |
| **Monday** | | | | | | | |
| | Note: | | | | | | |
| **Tuesday** | Before | After | Before | After | Before | After | Before |
| | | | | | | | |
| **Wednesday** | Before | After | Before | After | Before | After | Before |
| | | | | | | | |
| **Thursday** | Before | After | Before | After | Before | After | Before |
| | | | | | | | |
| **Friday** | Before | After | Before | After | Before | After | Before |
| | | | | | | | |
| **Saturday** | Before | After | Before | After | Before | After | Before |
| | | | | | | | |
| **Sunday** | Before | After | Before | After | Before | After | Before |
| | | | | | | | |

# Week of:______

| Day | Breakfast | | Lunch | | Dinner | | Bedtime |
|---|---|---|---|---|---|---|---|
| | Before | After | Before | After | Before | After | Before |
| **Monday** | | | | | | | |
| Note: | | | | | | | |
| **Tuesday** | Before | After | Before | After | Before | After | Before |
| | | | | | | | |
| **Wednesday** | Before | After | Before | After | Before | After | Before |
| | | | | | | | |
| **Thursday** | Before | After | Before | After | Before | After | Before |
| | | | | | | | |
| **Friday** | Before | After | Before | After | Before | After | Before |
| | | | | | | | |
| **Saturday** | Before | After | Before | After | Before | After | Before |
| | | | | | | | |
| **Sunday** | Before | After | Before | After | Before | After | Before |
| | | | | | | | |

# Week of:______

| Day | Breakfast | | Lunch | | Dinner | | Bedtime |
| --- | --- | --- | --- | --- | --- | --- | --- |
| | Before | After | Before | After | Before | After | Before |
| **Monday** | | | | | | | |
| Note: | | | | | | | |
| **Tuesday** | Before | After | Before | After | Before | After | Before |
| | | | | | | | |
| **Wednesday** | Before | After | Before | After | Before | After | Before |
| | | | | | | | |
| **Thursday** | Before | After | Before | After | Before | After | Before |
| | | | | | | | |
| **Friday** | Before | After | Before | After | Before | After | Before |
| | | | | | | | |
| **Saturday** | Before | After | Before | After | Before | After | Before |
| | | | | | | | |
| **Sunday** | Before | After | Before | After | Before | After | Before |
| | | | | | | | |

# Week of:________

| Day | Breakfast | | Lunch | | Dinner | | Bedtime |
|---|---|---|---|---|---|---|---|
| | Before | After | Before | After | Before | After | Before |
| Monday | | | | | | | |
| | Note: | | | | | | |
| Tuesday | Before | After | Before | After | Before | After | Before |
| | | | | | | | |
| Wednesday | Before | After | Before | After | Before | After | Before |
| | | | | | | | |
| Thursday | Before | After | Before | After | Before | After | Before |
| | | | | | | | |
| Friday | Before | After | Before | After | Before | After | Before |
| | | | | | | | |
| Saturday | Before | After | Before | After | Before | After | Before |
| | | | | | | | |
| Sunday | Before | After | Before | After | Before | After | Before |
| | | | | | | | |

# Week of:______

| Day | Breakfast | | Lunch | | Dinner | | Bedtime |
| --- | --- | --- | --- | --- | --- | --- | --- |
| | Before | After | Before | After | Before | After | Before |
| **Monday** | | | | | | | |
| | Note: | | | | | | |
| **Tuesday** | Before | After | Before | After | Before | After | Before |
| | | | | | | | |
| **Wednesday** | Before | After | Before | After | Before | After | Before |
| | | | | | | | |
| **Thursday** | Before | After | Before | After | Before | After | Before |
| | | | | | | | |
| **Friday** | Before | After | Before | After | Before | After | Before |
| | | | | | | | |
| **Saturday** | Before | After | Before | After | Before | After | Before |
| | | | | | | | |
| **Sunday** | Before | After | Before | After | Before | After | Before |
| | | | | | | | |

# Week of:______

| Day | Breakfast | | Lunch | | Dinner | | Bedtime |
| --- | --- | --- | --- | --- | --- | --- | --- |
| | Before | After | Before | After | Before | After | Before |
| **Monday** | | | | | | | |
| | Note: | | | | | | |
| | Before | After | Before | After | Before | After | Before |
| **Tuesday** | | | | | | | |
| | Before | After | Before | After | Before | After | Before |
| **Wednesday** | | | | | | | |
| | Before | After | Before | After | Before | After | Before |
| **Thursday** | | | | | | | |
| | Before | After | Before | After | Before | After | Before |
| **Friday** | | | | | | | |
| | Before | After | Before | After | Before | After | Before |
| **Saturday** | | | | | | | |
| | Before | After | Before | After | Before | After | Before |
| **Sunday** | | | | | | | |